NORBERT MESSING

Heilen mit Bierhefe

Die Wiederentdeckung einer alten Volksarznei

W0173017

Verlag Ganzheitliche Gesundheit

Der Autor dankt den Mitarbeitern der BADEN-WÜRTTEMBERGISCHEN LANDES-BIBLIOTHEK/STUTTGART für die Unterstützung beim Auffinden der oft schwer zugänglichen Literatur.
Mein Dank gilt nicht weniger auch der Fachzeitschrift
NATURHEILPRAXIS (PFLAUM VERLAG/MÜNCHEN), in der wesentliche Teile des Manuskriptes vorab erschienen sind, für die freundliche Erlaubnis zur Herausgabe der Texte als eigenständige Veröffentlichung.

5. Auflage 1993

© **1985 Verlag Ganzheitliche Gesundheit**
Postfach 1217 · W-7525 Bad Schönborn · ☎ 07253/3718
Satz: Fotosatz Kubicek GmbH
Druck: Caro Druck GmbH / Frankfurt

ISBN 3-927124-00-1

Inhaltsverzeichnis

Vorwort

Die Medizin hat während der vergangenen Jahrhunderte im Verein mit der Ausfächerung der Naturwissenschaften eine stürmische Entwicklung genommen. Dieser Prozeß war gekennzeichnet durch einen immensen Zuwachs an Wissen über den menschlichen Organismus: Seit Johannes Sigismund *Elsholtz* (17. Jahrhundert) wird der menschliche Körper in allen seinen Teilen »vermessen« und katalogisiert (Anatomie); in gleicher Weise lernte man, seine inneren Funktionszusammenhänge zu analysieren, so z. B. — ebenfalls im 17. Jahrhundert — durch William *Harvey,* der den Blutkreislauf »entdeckte« (Physiologie). Und ihren ersten Höhepunkt erreichte diese Entwicklungslinie in Rudolf *Virchows* neuem Begriff der Krankheit als Folge unerwünschter Veränderungen der Körperzellen (Pathologie).

Was im Verlaufe dieser Entfaltung der »Medizin als Körperwissenschaft« (Prof. Heinrich *Schipperges)* mehr oder minder aus dem Blickfeld geriet, war eine zweite Quelle heilerischen Selbstverständnisses, etwas, was weniger auf **Wissen** (im quantitativen Sinne) als auf **Weisheit** gerichtet ist: Die Medizin als »ganzheitliche Lebenskunst«, als Hüterin und Pflegerin der Gesetze für ein gesundes und sinnerfülltes Leben. Mit der mikroskopischen Vergrößerung — so schrieb der Pathologe *Albrecht* bereits im Jahre 1909 — nahm also gleichzeitig die »Kurzsichtigkeit für die Gesamtschau biologischer Fragen« zu.

Jedoch: Die »Geburt« der neuen, naturwissenschaftlichen Medizin war auch verbunden mit der Ausbildung der Naturheilkunde in unserem heutigen Verständnis. Es ist deshalb kein Zufall, daß gerade am Ende des 19. Jahrhunderts, in einer Phase erster großer Siege über die Infektionskrankheiten (Tuberkulose, Tollwut, Cholera), auch Pfarrer Sebastin *Kneipp* populär wurde und die Menschen im Sinne einer bewußten Naturnähe aufforderte: „So sollt ihr leben!"

Lange Zeit gebärdeten sich diese zwei eigentlich zusammengehörigen Komponenten der Heilkunde als gegensätzliche »Weltanschauungen«, mußte man vom Antagonismus von »Schulmedizin« und »paramedizinischen Heilweisen« sprechen. Schließlich, in unseren Tagen, werden nun verstärkt Bemühungen unternommen, diese starre Frontenbildung aufzuheben. So z. B. in der Anthroposophischen Medizin oder in einer immer größeren Zahl von Initiativen zur Versöhnung von »Medizin und Natur«.

Als Teil eines solchen »versöhnlichen« Ansatzes versteht sich auch die vorliegende Arbeit zu den medizinischen Wirkungen der Bierhefe. Denn die vorgestellten Erkenntnisse entstammen sowohl der Erfahrungsmedizin, als auch den modernen Forschungslaboratorien und Universitätsinstituten.

Man bedenke nur, daß die Hefe-Mikroorganismen an vielen Weichenstellungen der modernen Medizin mitbeteiligt waren, so z. B. innerhalb der Arbeiten des berühmten französischen Mikrobiologen Louis *Pasteur* oder der experimentell ausgerichteten naturwissenschaftlichen Ernährungsforschung unseres Jahrhunderts.

Gleichzeitig läßt sich an den Bierhefewirkungen auch erkennen, daß lokales Krankheitsgeschehen immer einhergeht mit Störungen des Stoffaustausches, und daß diese lokalen Prozesse über eine Regulierung solcher Defekte beeinflußbar sind. Die Bierhefetherapie ist somit Teil der heute zu beobachtenden Hinwendung zu ursächlichen Behandlungsweisen, die nicht primär und wesenhaft auf Symptomunterdrückung ausgerichtet sind.

Die Medizin durchlebt heute eine Glaubwürdigkeits-Krise; diese Infragestellung könnte sich als heilsam erweisen, wenn man beherzigt, daß zum Verständnis der Bedingungen für Gesundheit und Gesundung mehr gehört als nur detailliertes Wissen über die Krankheiten und ihren Chemismus.

Und so sei denn die vorliegende Schrift den Händen aller Heilkundigen anempfohlen, die in der biologischen Gesamtschau aller Lebensäußerungen nach Wegen der ganzheitlichen Therapie und Krankheitsprophylaxe suchen und nach einer »Medizin mit menschlichem Antlitz«.

»Brauereien sind die vornehmsten Apotheken«

(Dr. J. F. Heckel, 1725)

Viele Bierbrauer »alter Schule« wußten, daß es etwas gibt, das noch besser ist als das Bier: nämlich die Bierhefe (Saccharomyces carlsbergensis).

Sie meinten damit natürlich nicht etwa geschmackliche Vorzüge; denn Bierhefe schmeckt etwas bitter und läßt sich nicht mit gleichem Genuß trinken wie der Gerstensaft. Den Brauern ging es vielmehr um die Gesundheit (und Medizin darf bekanntlich ruhig ein wenig bitter sein).

Derartige Überzeugungen der »Volksmedizin« erfuhren durch moderne analytische Verfahren in unserem Jahrhundert sehr bald ihre wissenschaftliche Bestätigung.

Seitdem man schließlich erkannte, daß »unter allen Naturprodukten die Bierhefe den höchsten Gehalt an Vitaminen der sogenannten B-Gruppe hat« (Prof. *Stepp*), übte diese komplexe Substanz einen unerhörten Reiz auf die sich beschleunigt entwickelnde Ernährungswissenschaft aus. Dies ging so weit, daß Gaylord *Hauser,* der populäre amerikanische Ernährungsexperte und Prominentenarzt, die Bierhefe sogar einmal als »größte je gemachte

Entdeckung auf dem Gebiete der Ernährung« bezeichnen konnte.

Daß es sich beim Bier um eine Arznei handele — bei dieser Einschätzung war wohl häufig der Wunsch Vater des Gedankens. Immerhin gab es mächtige und kompetente

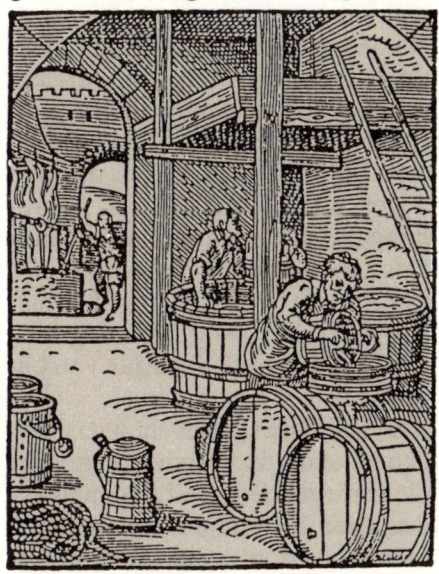

»Auß Gersten sied ich gutes Bier« beginnt der sechszeilige Reim, den Hans Sachs in der »Eygentlichen Beschreibung aller Stände« von Jost Amman (1539-1591) dem Holzschnitt »Der Bierbreuwer« beifügte. Das Werk wurde 1568 von dem Frankfurter Verleger Sigmund Feyerabend herausgegeben.

Fürsprecher für eine solche »Gesundheit nach Maß«: *Paracelsus* bezeichnete das Bier als »göttliche Medizin«, und zuvor hatte bereits die »erste weibliche Naturforscherin und Ärztin« *Hildegard von Bingen* empfohlen, zur Gesunderhaltung regelmäßig Bier zu trinken. Überhaupt waren die Klöster im Mittelalter nicht nur hochgeachtete Pflegestätten für die Heilkunde, sondern gleichzeitig auch »Musterbetriebe« der Braukunst. Noch im 18. Jahrhundert sprachen Ärztebücher ganz unbefangen vom Bier als »Artzney«. Allerdings muß man sich hierbei vor Augen führen, daß das Bier sich damals doch in mancher Hinsicht grundlegend von den heute erhältlichen Sorten unterschied: Das Bier wurde nur grob gefiltert abgezapft, als trübes und dickflüssiges Getränk. Es enthielt also reichlich Begleitstoffe, die sogenannten Brauereinebenprodukte, darunter auch Bierhefe. Noch heute bekommt man davon eine kleine Vorstellung, wenn man den Bodensatz des Hefeweizenbieres betrachtet, in dem sich auch etwas Hefe befindet. Geht man ganz in die Anfänge der Bierbrauerei zurück, so darf man annehmen, daß sich ursprünglich sogar — wie dies in Ägypten der Fall war — feste Bestandteile im Bier befanden (wovon sich die Redewendung vom Bier als »flüssigem Brot« ableitet).

Es waren vor allem solche »Verunreinigungen«, welche dem Bier seinen medizinischen Charakter verliehen.

»Wertspender« Gerste und Hefe

Die hauptsächlichen biologischen Wertspender im Bier entstammen

☐ zum einen der Gerste (potenziert durch den Prozeß der Keimung),

☐ zum anderen der Bierhefe (durch die Lebensvorgänge in den Hefezellen bei der Gärung).

Nur wenn man diese beiden Aspekte zusammen sieht, erklärt sich die herausragende Stellung der Bierhefe unter der Vielzahl nutzbarer Hefen.

Denn Brauereihefe entwickelt gewisse »Allüren« und Eigenheiten, wie sie uns vom ernährungsphysiologischen Standpunkt nicht willkommener sein könnten: sie ist unerhört anspruchsvoll, was ihren Speisezettel angeht. Während nämlich andere Hefen (Backhefe, Torula utilis) gut auf relativ minderwertigen und unzureichenden Nährböden gedeihen (siehe auch unsere Grafik auf Seite 33), verlangt die Bierhefe nach dem Besten und Feinsten. Die Vorlieben des Kleinorganismus gelten dabei den wirklich ausgesuchtesten Bestandteilen unserer Nahrung, und zwar den Spurenstoffen und seltenen Wirksubstanzen.

Dieser exklusiven Anspruchshaltung der Bierhefe hat der Mensch gerne Genüge getan, indem er dem Mikroorganismus mit dem Gerstenmalz ein Wirkstoffkonzentrat hohen Ranges zur Verfügung stellte – ursprünglich natürlich nicht im Wissen um gesundheitliche Nebeneffekte, sondern in Erwartung eines guten Tropfens Gerstensaft. Ohne also recht zu wissen, was er tat, hat er hier mit Prinzipien gearbeitet, die geeignet sind, die Ernährung um ein neues, nützliches Verfahren zu bereichern, von dem im folgenden die Rede sein soll.

Das Geheimnis der pflanzlichen Wachstumsdynamik

An dieser Stelle sollte eine grundsätzliche Anmerkung eingefügt werden: So seltsam es klingen mag – viele Zusammenhänge, von denen wir hier sprechen, sind in der Wissenschaft von der menschlichen Ernährung noch nicht in allen ihren Chancen durchdacht, obwohl die Forschung sich nun schon ein ganzes Jahrhundert lang intensiv mit diesen Fragen beschäftigt.

So ist es durchaus berechtigt, im Hinblick auf die wertspendenden Einflüsse, die den gesundheitlichen Wert der Bierhefe begründen, von einem »Geheimnis« zu sprechen. Denn unüberschaubar zahlreiche Faktoren spielen hier zusammen und haben nur in ihrer Gesamtheit ein Ergebnis zur Folge, das dann die Bewunderung und Wertschätzung der Experten hervorruft.

Einer der ganz grundlegenden Vorgänge pflanzlichen Lebens, der in seiner ernährungsphysiologischen Bedeutung bisher unterschätzt wurde, betrifft die Keimung – jene Initialzündung, bei der »schlummerndes Potential« geweckt und in lebendige Substanz umgewandelt wird. Diese Metamorphose ist gewissermaßen das Urbild alles dessen, was der Eigenart des Lebens im Innersten zugrundeliegt.

Doch beginnen wir zuerst beim Potential. Dieses trägt in unserem Zusammenhang, also im Falle der Bierherstellung, den Namen **Gerste**.

Nahrung für Gladiatoren und Denker

Die Nutzung der Gerste findet man bereits bei der mutmaßlich ersten Hochkultur der Menschen – jener der Sumerer (seit der 2. Hälfte des 4. Jahrtausends vor Christus). Schon damals wurde die Gerste vermälzt, um daraus Brote und Bier herzustellen. Nicht viel später waren es im fernen Osten die Chinesen, welche die Gerste zu den »fünf heiligen Pflanzen« zählten, und in Europa schließlich gehörte sie zu den ersten Getreidearten, die systematisch angebaut wurden.

Die Zeugnisse dafür stammen u. a. noch von *Homer,* der die Feldfrucht in seiner »Ilias« als »Mark der Männlichkeit« feierte, welches den Gladiatoren und Wettkämpfern ihre stauneswerten Kräfte verlieh. Gerste galt jedoch nicht nur als Muskelnahrung; gleichermaßen empfahl man sie als Speise der Philosophen und schrieb ihr seit der Denkerschule des Pythagoras das Vermögen zu, die Geisteskräfte des Menschen zur Entfaltung zu bringen.

Die wundersame Wandlung

Bei der Bierherstellung wird nun dieses traditionsreiche Grundnahrungsmittel noch zusätzlich »vermälzt«, d. h. angekeimt, und damit in seiner biologischen Aktivität geweckt.

Während des Prozesses der Keimbildung vollziehen sich im Gerstenkorn komplexe Vorgänge. Innerhalb von wenigen Tagen, so wurde einmal ausgerechnet, schnellt beispielsweise der Gehalt an Vitamin B_1 von geringfügigen Spuren hoch auf 7,9 mg/kg. Der B_2-Gehalt versechsfacht sich und vom Coenzym Biotin (Vitamin H), zuständig hauptsächlich für die Fettverwertung, kann schließlich dreimal mehr

als im ruhenden Samen nachgewiesen werden.

Dies sind nur einzelne herausgegriffene Beispiele für die allgemeine »Aufbruchstimmung«, die Wärme und Feuchtigkeit im Getreide bewirken.

Das Korn erhält gewissermaßen eine neue Identität, wird zur Pflanze und bildet dabei Ruheformen von Nährstoffen in dynamische Bausteine um, sichtbar etwa an der Umwandung von Stärke in Malzzucker, der Bereitstellung wichtiger Eiweißbausteine oder der Überführung von Mineralstoffen und Spurenelementen in organische Komplexe *(»Chelatbindung«),* welche auf die Bedürfnisse des menschlichen Organismus optimal zugeschnitten sind.

Die in dieser Weise vermälzte Gerste stellt einen exklusiven Nährboden dar, auf dem sich die werthaltigen Wirksubstanzen unserer lebendigen Nahrung in außerordentlicher Dichte zusammendrängen – und dieses ungewöhnliche Substrat wird nun bei der Bierherstellung zur Alltagskost für die heranreifenden Bierhefezellen.

Und nun kommt eine weitere, entscheidende Besonderheit dieser Mikroorganismen voll zum Tragen: ihre Eigenschaft als Anreicherer von Wirk- und Spurenstoffen.

Denn nicht genug, daß sich die Hefezellen großzügig aus einem Überangebot an vitalstoffreicher

Nahrung bedienen können – der Einzeller reichert darüber hinaus die vorgefundenen Vitamine, Mineralien und Aminosäuren in einer wahren Sammelwut innerhalb seiner Zellwände noch an. Und seine Tätigkeit beschränkt sich nicht aufs Horten: neue Wirkstoffkomplexe (darunter z. B. Enzyme) werden synthetisiert und machen die sich vermehrenden Bierhefezellen schließlich zu einem der bemerkenswertesten Phänomene im gesundheitlich so bedeutenden Mikrokosmos jener Stoffe, deren Vorhandensein oder Mangel sich als Schicksals- und Schlüsselfrage im Hinblick auf viele der heute verbreiteten chronischen Zivilisationsleiden herausgestellt hat.

Die beschriebenen Zusammenhänge machen es also plausibel, warum gerade die *Bierhefe* in vieler Hinsicht für die Ernährung des Menschen geradezu prädestiniert ist: Bierhefe ist Nutznießer der bemerkenswerten Wandlung, die sich im Samen bei der Keimung vollzieht; sie potenziert darüber hinaus den Wirkstoffsegen noch durch die Anreicherung dieser Stoffe in der Zelle und mittels eigenständiger Stoffwechselleistung. Sieht man alle diese Faktoren zusammen, so stellt die Bierhefe damit, wie einmal gesagt wurde, tatsächlich nichts geringeres dar als die »wertvollste Stufe der Getreidenahrung« überhaupt.

Von diesem Gesichtspunkt aus ist es zu verstehen, weshalb sich in der Medizingeschichte seit jeher Hinweise finden, die auf spezifische Heilwirkungen von Bierhefe hindeuten.

Seit 100 Jahren sichert »Reinzucht« die Qualität der Bierhefe

Die Vitalität eines pflanzlichen Einzellers wie der Bierhefe resultiert aus der »Kraft seiner Fermente«. Hefe enthält mehr als 30 Fermente der verschiedensten Art, die zur Aufrechterhaltung des Lebens erforderlich sind. Wichtigster Bestandteil eines jeden Fermentes sind die sog. Co-Fermente, die immer aus einem Vitamin oder Mineralstoff oder Spurenelement bestehen. Wie wird nun der Reichtum an diesen auch für den Menschen so wichtigen Vitalstoffen gewährleistet?

Hier hilft das Eigeninteresse des Brauers. Gutes Bier kann der Brauer nur mit Hilfe kräftiger, wirkstoffreicher Hefezellen herstellen. Nun ist die Auswahl und Zucht leistungsfähiger Hefestämme bei einem nur durch das Mikroskop erkennbaren Lebewesen nicht einfach und wurde erst dank der modernen Methoden der Mikrobiologie möglich.

Die Grundlagen zur Gewinnung einer solchen »Reinzuchthefe« stammen von dem dänischen Botaniker *Emil Christian Hansen,* der 1883 im Carlsberg-Labor in Valby bei Kopenhagen die notwendigen Herstellungsverfahren entwickelte, bei denen ihm die Ideen und Erkenntnisse Robert Koch's zu Hilfe kamen.

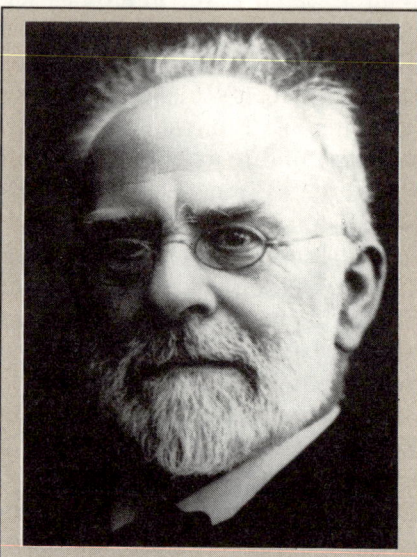

*Emil Christian Hansen (1842–1909), Botaniker und Bakteriologe, war ab 1879 Direktor der physiologischen Abteilung des Carlsberg-Laboratoriums. Er bemühte sich um die Reinkultur der Hefe. Die für die menschliche Gesundheit so wichtige untergärige Bierhefe »Saccharomyces **carlsbergensis**« wurde nach seinem Labor benannt.*

Dabei geht man mittels der sog. »Tröpfchen-Methode« von einer einzelnen Hefezelle aus, von der man weiß, daß sie alle erwünschten positiven Eigenschaften besitzt. Wissenschaftliche Instituts-Laboratorien in Berlin und Weihenstephan unterstützen und gewährleisten heute die Arbeit der jeweiligen Brauerei. Bierhefe aus deutschen Brauereien stammt also immer aus einem ständig auf Qualität überprüften »Saatgut«.

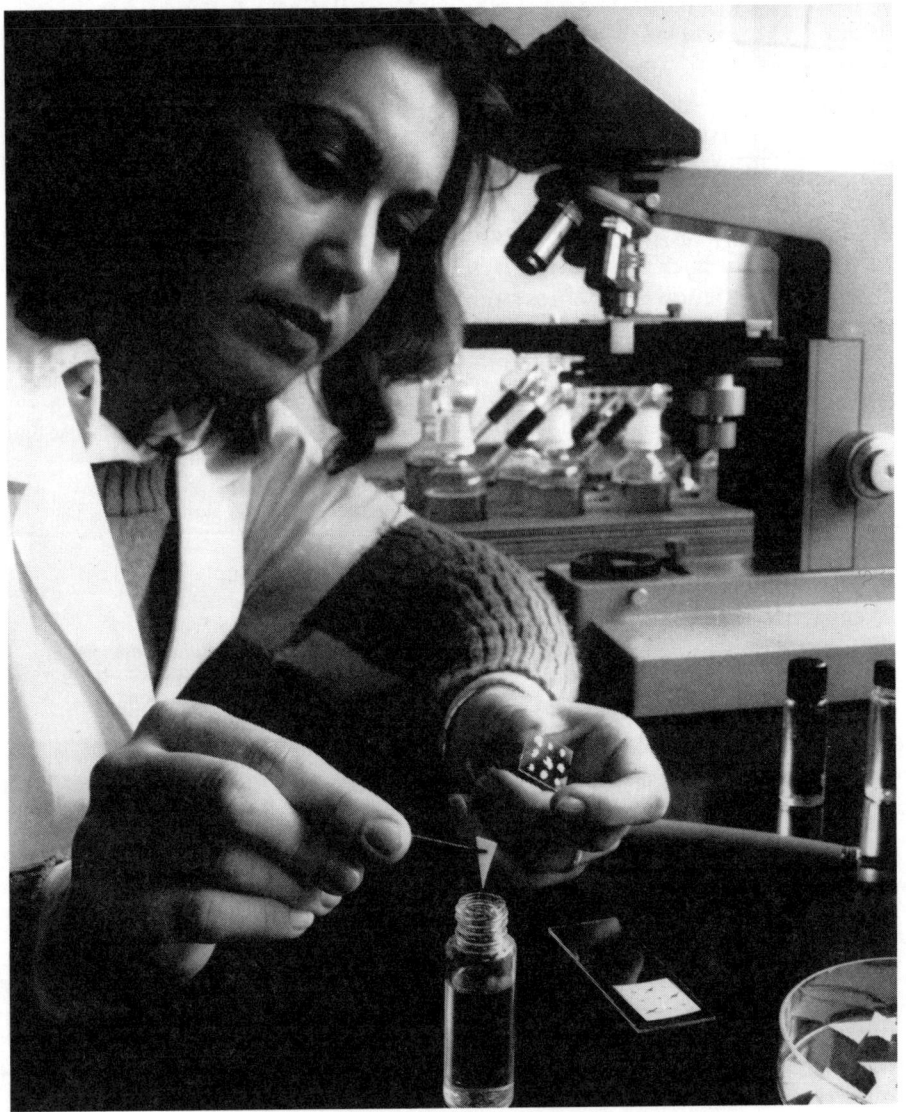

Die »chemiefreie« Bierhefe
im Vergleich mit anderen Wuchshefen

Hefeart	**BIERHEFE** (Saccharomyces carlsbergensis)	**WUCHSHEFE z. B. Backhefe** (Saccharomyces cerevisiae)
Nährboden	nährstoffreiches **Gerstenmalz,** Hopfen, Wasser (Deutsches Reinheitsgebot, 1516), ureigene Lebensgrundlage für Hefen seit Jahrtausenden, und Spender einer Vielfalt von Wirkstoffen (u. a. durch die Keimung der Gerste).	nährstoffarme **Rübenmelasse** aus der Zuckerherstellung. Melasse wird seit dem 1. Weltkrieg als Ersatz für das zu teuere Malz bei der Backhefeproduktion verwendet.
Chemische Zusätze zum Nährboden	**ohne chemische Belastung**	A. Reinigung (»Klärung«) der Melasse durch ■ Schwefelsäure ■ Metaphosphorsäure u. a. B. Ergänzung der nährstoffarmen Melasse durch: ■ Ammoniakwasser ■ Nitrat ■ gegebenenfalls Harnstoff ■ Superphosphat ■ Wuchsstoffe
Chemische Zusätze beim Herstellungsprozeß	**ohne chemische Belastung**	■ Schaumbekämpfung: Zusatz von Fetten (Wollfett) sowie Sulfonaten und Siliconen ■ Keimabtötung: Zusatz von Schwefelsäure ■ Regulierung des pH-Wertes: Zusatz von Ammoniak

Wichtige Inhaltsstoffe der Bierhefe

Vitamine		Mineralstoffe (Auswahl)	
B_1	Pantothensäure	Phosphor	Chrom
B_2	Niacin	Kalium	Selen
B_6	Biotin	Magnesium	Eisen
B_{12}	Inosit	Calcium	Mangan
Folsäure	Ergosterin	Zink	Kupfer
Cholin			

◀ *Die aus einer einzelnen Hefezelle entstandene Hefekolonie wird bei der »Tröpfchen-Methode« zur weiteren Vermehrung in ein Fläschchen mit Nährlösung übertragen.*

Merk-Würdigkeiten in Sachen Hefe-Qualität

Es kommt auf die »richtige« Hefe an!

Wenn Sie einen Mikrobiologen fragen, so wird er Ihnen sagen: es gibt Tausende von Hefen. Fragen Sie jedoch den Ernährungswissenschaftler, erhalten Sie die wesentlich praktikablere Antwort: Dem Verbraucher stehen *nur zwei Arten von Hefen* zur Verfügung.

So unüberschaubar das Fachgebiet für den Forscher sein mag — für den Laien ist es nicht schwer, in Sachen »richtiger« Hefe fachkundig zu werden. Denn der Konsument muß nur die originäre Bierhefe (ein leider heutzutage seltenes Produkt), gewachsen ohne problematische chemische Führung auf wirkstoffreichem Gerstenmalz unterscheiden gegenüber der Vielzahl von sog. Melassehefen. Warum er dies auseinanderhalten sollte, dies zeigt uns die vorausgegangene Tabelle ebenso deutlich wie der nachfolgende Beitrag.

Eine »merkwürdige Erscheinung« (Dr. W. K. Bronn) beunruhigt gegenwärtig die Gärungswirtschaft. Es geht dabei um die Backhefe. Wir alle kennen die kleinen, quadratischen Blöckchen, wie sie im Lebensmittelgeschäft gekauft und zum Bereiten von selbstgebackenem Brot oder Kuchen verwendet werden können. Fast jeder von uns hat solche Hefewürfel schon einmal in Händen gehalten; bricht man frische Ware auf, so zerreißt der Block ziemlich leicht und hinterläßt ein Muster, das an steile Miniatur-Felsklüfte erinnert — besonders für Kinder eine faszinierende Sache. Ältere Backhefe wird jedoch weich, zäh und verliert überdies an Gärkraft, eine Eigenschaft, auf die es beim Backen ja besonders ankommt.

Dies alles ist uns vertraut, und so war es nun schon viele Jahrzehnte lang.

Seit Anfang der 80er Jahre kämpft die Branche jedoch mit den angedeuteten unerwarteten Merkwürdigkeiten: die Backhefe wird oft schon innerhalb kürzester Frist weich. Sie verliert also eines ihrer wesentlichen Qualitätsmerkmale

— ohne jedoch in gleiche Umfang an Gärvermögen einzubüßen. Und was noch mehr beunruhigte: wie eine Seuche breitete sich das Übel, ohne Grenzen zu kennen, weltweit aus.

Verständlich, daß man auf Abhilfen sann. Mit detektivischer Akribie ging man vor allem beim »Institut für Gärungsgewerbe und Biotechnologie« (Berlin) daran, die Ursachen dieser rätselhaften Vorgänge zu ergründen, und man konnte dabei eine Reihe denkbarer Fehlerquellen erst einmal ausschließen: so wird der Backhefe bei der Herstellung beispielsweise vorübergehend Salzlösung zugesetzt, um den Zellen Wasser zu entziehen; es erwies sich jedoch, daß der Salzgehalt der beanstandeten weichen Preßhefe durchaus nicht erhöht war.

Der Kreis möglicher Verursacher reduzierte sich schließlich auf zwei Hauptverdächtige, um die sich der Ring der Indizien gegenwärtig immer enger zieht. Wir wollen uns diesen »Übeltätern« zuwenden, da hier plastisch zum Ausdruck kommt, wie wesentlich es — was die ernährungsphysiologische Qualität von »Hefe« angeht — auf den Herstellungsprozeß ankommt, auf das Milieu also, in dem der Kleinorganismus heranwächst.

1. Die **Melasse**, jene übliche Nahrungsgrundlage für die bei industriellen Prozessen erzeugten Hefe, geriet ins Kreuzfeuer der Kritik. Sie gilt für sich schon als relativ minderwertiger Roh- oder Nährstoff, und ihre Qualität hat sich in den vergangen Jahrzehnten aus Gründen der Kostenersparnis laufend verschlechtert (Dr. Bronn).

2. Eigentliche treibende Kraft für die unerwünschte Entwicklung ist jedoch nicht unbedingt und allein die Melasse selbst; es sind vielmehr die unüberschaubar zahlreichen **technischen Hilfsstoffe**, die bei ihrer Herstellung und Aufbereitung zum Einsatz kommen und die Speise offensichtlich immer weniger bekömmlich machen.

Denn die Zuckerherstellung, an deren Ende die bekannten »unschuldig« weißen und — chemisch wie wirkstoffmäßig — reinen Kristalle stehen, hat es in sich, vor allem was die dabei verwendeten Hilfsstoffe angeht. Schon die frisch geerntete Rübe beispielsweise wird mit Chemikalien »traktiert«: zur Verbesserung der Haltbarkeit behandelt man sie u.a. mit Maleinsäure. Während man die Rüben zerkleinert, ihnen Wasser entzieht, wird zur Desinfektion Formalin beigegeben. Reste davon gelangen in Form von Ameisensäure in die Melasse. Aufs Ganze gesehen, geht die Rübe bei jedem

Verarbeitungs-Schritt zum Fabrikzucker geradezu durch ein »Fegefeuer« von »Antischaummitteln, Bakterioziden, Flokkungsmitteln, Belagverhinderern« und ähnlichem — allesamt sogenannte tensidartige Hilfsstoffe, welche die Zellwände der Hefe und die Hefeorganismen selbst schädigen (und im übrigen auch dem Menschen nicht gerade zuträglich sind).

An dieser Stelle zeigt sich einmal wieder, wie komplex und »vernetzt« viele Zweige unserer Lebensmittelindustrie inzwischen geworden sind — eine Entwicklung, die dem Laien und Verbraucher meist entgeht. Das Endprodukt, auf das der Herstellungsprozeß abzielt (in diesem Falle der Zucker), mag zwar auch problematisch sein; und in der Vollwerternährung werden solche isolierte Kohlenhydrate bekanntlich abgelehnt. Und doch ist der Haushaltszucker zumindest was die Schadstoffseite angeht nicht vorbelastet. Um Wirtschaftlichkeit bemüht, nutzt man jedoch die Abfall- und Nebenerzeugnisse der Produktion nach Möglichkeit aus, wozu sich die kohlenhydratreiche Melasse besonders eignet — und öffnet so die Tore dafür, daß der »chemische Zoo« eines künstlich geführten Herstellungsprozesses doch noch mit Risiken für Umwelt und Wohlergehen nach außen dringen kann.

Es müßte sich eigentlich von selbst verstehen, daß solchermaßen genährte und »gemästete« Hefe für die besonderen Zwecke menschlicher Ernährung tabu sein sollte. Und doch ist es eine Tatsache, daß die üblicherweise im Handel erhältlichen »Hefe«-Produkte auf Melasse-Nährböden gezogen werden. Welch problematische Mitgift auf das Endprodukt dadurch möglicherweise übergeht, ist bisher in keiner Weise abschließend geklärt oder überhaupt diskutiert worden. Auf sicherem Grunde bewegt sich in dieser Hinsicht eigentlich nur, wer auf wirkstoffreiche, ursprüngliche Brauereihcfc zurückgreift; denn sie ist das Ergebnis eines von der Natur »geführten« biotechnologischen Vorganges.

Natürlich hat sich der Rahmen, innerhalb dessen solche Bierhefe heranwächst — was die einzelnen Apparaturen und die großtechnische Herstellung angeht — in den vergangenen hundert Jahren auch grundlegend verändert. Man hat hier jedoch das Zusammenspiel von menschlichem Erfindungsgeist und Mikrobe weitestgehend optimiert und dabei die Maschinen den Lebewesen angepaßt. Was die grundlegenden Lebensvorgänge angeht — und beim Brauprozeß handelt es sich ja um ein solches komplexes biologisches Geschehen-, ist das, was sich zumindest in *deutschen* Gärbottichen (siehe Reinheitsgebot!) tut, nicht grundlegend von dem unterschieden, was sich schon in den Tongefäßen der Sumerer und Ägypter vor Tausenden von Jahren abspielte.

Bierhefe ist auch heute noch das Produkt eines vitalen Wachstumsgeschehens, eines fein und harmonisch aufeinander abgestimmten Vorganges, der sich ohne »chemische Steuerung« nach uralten Anweisungen der Natur selbst trägt und bei dem alles seit alters her seinen Platz und seine Bedeutung hat.

Dies fängt beim äußerst vitalstoffreichen Nährsubstrat für die Hefeorganismen an: dem vitamin- und spurenstoffreichen Gerstenmalz. In einem einzigartigen Vorgang der Metamorphose werden diese Werte schließlich potenziert, konzentriert, und am Ende der Umwandlung stehen Milliarden einzelner Bierhefezellen, jede für sich ein eigener, reich gefügter Kosmos an seltensten, kostbarsten Substanzen der Lebenssicherung.

Bierhefe in der Heilkunst der Hochkulturen

Die Zeugnisse über Gesundheitswirkungen von Bierhefe sind fast so alt wie die schriftliche Überlieferung.

Weltberühmt ist der Papyrus *Ebers* (aufgeschrieben etwa 1555 v. Chr.), das erste Dokument zur Medizinalgeschichte des alten Ägypten. Die darin weitergegebenen Rezepturen reichen z. T. bis ins Jahr 3 500 v. Chr. zurück. Hier erscheint der Bodensatz oder »Schlamm« des Bieres in vielfältigen medizinischen Anwendungen (innerlich wie äußerlich), »galt als sehr heilsam und diente der Gesunderhaltung des Körpers und damit auch der Aussicht, ein hohes Alter zu erreichen« *(Rolf E. Hellex)*. Wie Jürgen Thorwald in seinem Buch »Macht und Geheimnis der frühen Ärzte« beschrieben hat, konnten diese alten geschichtlichen

Quellen in ihrer Bedeutung erst gewürdigt werden, als »die Vitaminforschung in den Hefen das Vitamin B entdeckte« und der große ernährunsphysiologische Wert des »Bier-Schlammes« mit modernen wissenschaftlichen Methoden nachgewiesen worden war.

So ergänzen sich denn bei unserem Wissen zur Bierhefe — dies ist ein Leitmotiv auch für das folgende — uralte Erfahrungswerte und moderne Ernährungsforschung in selten anzutreffender Einvernehmlichkeit.

Vor einem Menschenalter war man klüger . . .

Bereits 1932 hatte man einen wertvollen Fang für das therapeutische Arsenal der Medizin getätigt. Auf Dauer, so meinte man. Wie Dr. Max Winkel, Schriftleiter der »Zeitschrift für Volksernährung und Diätkost« in einer Monographie zusammenfaßte, war es jetzt gelungen, zuverlässige Hefepräparate zu entwickeln, und »nachdem an Hand physiologischer Grundlagen das Wie des Heilungsvorganges gründlich aufgeklärt war, wurde *die Hefe in den Arzneischatz aufgenommen. Hier wird sie ihren gesicherten Platz behalten*«. (Hervorhebungen im Original.)
Wie wir heute wissen, war dies zu voreilig geschlossen — was nicht am Gegenstand des Interesses, der

Hefe, lag, sondern an den Wegen und Abwegen, welche die moderne Medizin in jenen Jahren einschlug. Der Forschungsoptimismus, genährt durch Entdeckungen wie das Penicillin oder den Einsatz von Insulin bei Diabetes, übertönte mit verständlichem Triumphgetöse die leiseren, nicht weniger hoffnungweckenden ursächlichen Heilungsansätze sowohl der traditionellen naturheilkundlich orientierten Medizin wie jene der frühen naturwissenschaftlichen Forschung (besonders der Ernährungsmedizin).
Nun allmählich hat sich das Blatt gewendet. Die euphorische Hochstimmung und der Zukunftsoptimismus hinsichtlich der »Medizin aus dem Laboratorium« ist zu

großen Teilen verflogen. Die chronischen Leiden erweisen sich heute als schwerste Bürde des Zivilisationsbürgers, und auch die Experten vermögen ihm diese Last nicht »mit Garantie« von den Schultern zu nehmen. Die »Waffe Antibiotika« verliert ständig an Präzision und Durchschlagskraft, weil sich die krankmachenden Bakterien als Verwandlungskünstler erweisen und die durch eine Behandlung geradezu zwangsläufig herangezüchteten resistenten Stämme oft aggressiver sind als ihre ursprünglich bekämpften Vorfahren.

(Heilsame) Ernüchterung in der Medizin also allerorten. Man muß in einer solchen Situation innehalten und sich fragen, ob nicht manche moderne Ausrichtung der Forschung vielleicht korrekturbedürftig sein könnte. Und nicht zuletzt: eine Inventur in der Schatzkammer der Arzneistoffe könnte sich lohnen. Denn dabei würde man — auf den Spuren der großen Ernährungsforscher in den frühen Jahren unseres Jahrhunderts — gewahr werden, wie dicht und zahlreich beispielsweise bereits in den 20er Jahren die Hinweise für vorteilhafte Wirkungen der Hefeinhaltsstoffe für den Zuckerkranken waren. Begonnen hatte alles damit, daß man die damals schwer erklärliche Feststellung machte, daß sich Hefeanwendungen (innerlich wie äußerlich) bei diabetisch bedingten Hautleiden außerordentlich gut und zuverlässig bewährten. Und am Ende stand die — später bestätigte — Vermutung, daß die Hefe »durch ihren Gehalt an *Insulinaktivatoren* auf den Zuckerhaushalt des Diabetikers günstig einwirkt«. Es sei auch nicht vergessen, daß es vor der Entwicklung wirksamer Antibiotika deutliche Hinweise darauf gab, daß Hefe die Widerstandskraft gegen Typhus- oder Tuberkulosebazillen zu steigern vermochte (*Pfannenstiel* und *Scharlau*). Eine kurze Auswahl »weiterer klinischer Erfolge der Hefe«, alle in der Spezialliteratur damals vielfältig belegt, erbrachte bereits vor gut 60 Jahren folgende eindrucksvolle Aufstellung (zitiert nach *Dr. M. Winckel* und *W. Weitzel* in ihrem wissenschaftlichen Übersichtswerk »Die Hefe und ihre Bedeutung als Nahrungs- und Heilmittel«):

1. Reiztherapie, Umstimmung, Mobilisierung der daniederliegenden Abwehrkräfte: bei chronisch-infektiösen Prozessen, Skrofulose, lymphatischer Konstitution, Tuberkulose, (allergischen) Dermatosen (Ekzeme, Psoriasis, Furunkolose, Herpes u.a.).

2. Diätetische Therapie, Rekonvaleszenz: bei Anämien, chroni-

schen Frauenleiden, Kraftlosigkeit, Vitamin-Mangelkrankheiten, Rachitis, Knochenkrankheiten, mangelnder Stillfähigkeit.

3. Enzymatisch bedingte Verdauungsstörungen, katarrhalische Darmaffektionen, Colitis, Hämorrhoiden u.a.

4. Wirkungen auf Stoffwechsel, Leber, Pankreas: bei innersekretorischen Störungen, Diabetes, gewissen Formen von Leberinsuffizienz, Basedow.

5. Lokale Therapie: bei Fluor vaginalis (Ausfluß), Geschwüren, Fissuren.

»Optimale Lebernahrung« Bierhefe

Die wichtigste Erkenntnis der ernährungswissenschaftlichen Hefe-Forschung unseres Jahrhunderts lautet kurzgefaßt: Bierhefe unterstützt die Funktionen unserer Leber — und die Leber ist bekanntlich das »Schicksalsorgan« des Stoffwechsels.

Schon um die Jahrhundertwende hatten so bedeutende Fachleute wie *Kalk* oder *Beckmann* festgestellt, daß es beim Fehlen von bestimmten Substanzen in unserer Nahrung zu krankhaften Leberveränderungen kommt. Zu diesen unentbehrlichen Substanzen — die z.T. erst in den 40er Jahren identifiziert werden konnten — gehören die sogenannten lipotropen Stoffe wie Cholin und das schwefelhaltige Methionin oder das (ebenfalls schwefelhaltige) Glutathion, der Vitamin B-Komplex sowie das eminent wichtige Spurenelement Selen.

Mit einiger Überraschung erkannte man bald auch, daß gerade diese Substanzen vollständig und in einem bestmöglichen Verhältnis zueinander in der Bierhefe vorhanden sind (weshalb man sie auch einmal als »optimale Lebernahrung« bezeichnet hat). Es kann deshalb nicht verwundern, daß weltweit mit Bierhefe bei der Behandlung von Lebererkrankung positive Erfahrungen gemacht wurden. In Deutschland ist hier u. a. Prof. *Hermann Fink* zu nennen, der in einer Reihe von Arbeiten die Leberschutz-Wirkungen der Bierhefe-Bestandteile belegen konnte.

Ganz besonders eindrucksvoll waren jedoch die klinischen Beobachtungen des tschechischen Arztes *Láznicka* (mitgeteilt in der »Zeitschrift für innere Medizin«, 8/1957): Er behandelte seit 1947 mit großem Erfolg mehr als 1000 Hepatitis-Kran-

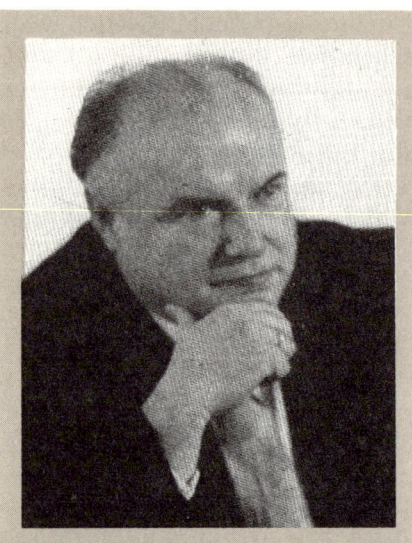

Prof. Hermann Fink
*in den 30er und 40er Jahren
Leiter des Institutes für Gärungs-
wissenschaft und Enzymchemie in
Berlin.*

Fink war lange Zeit so etwas wie
die »oberste Instanz« in Fragen
der Brauwissenschaft. Ein zentra-
les Anliegen seiner Arbeit war es,
den biologischen Wert des Bieres
und der Brauerei-Nebenprodukte
objektiv zu bestimmen. Dabei
stellte er fest, daß Brauereihefe
(Bierhefe) über einen erheblich
besseren »biologischen Wachs-
tumswert« verfügt als sog. Kunst-
hefen (z. B. Torula utilis). Zwei
Komponenten begründen nach

*Fink diese gravierenden Qualitäts-
unterschiede: Einmal eine ver-
schiedenartige Effektivität der
Hefestämme. Zum anderen und
vor allem ist es jedoch die »Art
des Nährbodens«, welche über die
späteren Gehalte der Hefezellen
entscheidet. Unter diesem Gesichtspunkt erwies sich die Ger-
stenwürze nach Fink als eine ideale
Nährstoffquelle für den komplexen Chemismus der Hefezelle.
Andererseits erklärt die Wirkstoff-
armut der Nährböden von
Wuchshefen (Torula-Hefe auf
Holzzuckerlösung bzw. Backhefe
auf Zuckerrrübenmelasse) die
oftmals festgestellte Unterlegen-
heit der daraus hergestellten Produkte gegenüber hochwertiger
Bierhefe.*

ke ausschließlich mit frisch zer-
stäubter Bierhefe (um Wirkstoffver-
luste durch die Trocknung zu vermeiden). In keinem einzigen dieser
Fälle beobachtete Láznička bei seinen Patienten den gefürchteten
Übergang zu einer Leberzirrhose —
und dies über einen Beobachtungs-
zeitraum von 7 Jahren. So kam er zu
dem Fazit, daß frisch aufbereitete
Bierhefe die »biologisch wirksamste
Form der Behandlung von Leberkrankheiten« darstellt. Dies umso
mehr, als mittels der Bierhefe auch

bei schwer zirrhosegeschädigten Patienten Beschwerdefreiheit erreicht werden konnte.

Diese Erkenntnisse der praktischen Ernährungsmedizin verlangen vor allem deshalb größte Aufmerksamkeit, weil die Leberkrankheiten zu den Zivilisationskrankheiten gehören, die nicht nur ein hohes Niveau erreicht haben, sondern immer noch beängstigend zunehmen. Der Ernährungsbericht 1984 der Deutschen Gesellschaft für Ernährung (DGE) sprach hier von »alarmierenden Zahlen« und wies darauf hin, daß gerade Menschen in den besten Jahren (zwischen 25 und 44) zum Opfer dieses oft zu spät diagnostizierten Leidens werden (die Leberzirrhose-Sterblichkeit in dieser Altersgruppe vervierfachte sich innerhalb nur weniger Jahre!).

Leber und Herz — eine »Schicksalsgemeinschaft«

Bei der Erforschung der Arteriosklerose, der Grunderkrankung für Herzinfarkt und Schlaganfall, vollzieht sich gegenwärtig etwas geradezu Einmaliges: Krankheit wird bei diesem Leiden auch in der »Universitätsmedizin« als ganzheitliches Körpergeschehen und nicht mehr nur als »Defekt« des betroffenen Organes begriffen und definiert.

Denn man hat erfahren müssen, daß »lokale Reparaturen« (z. B. Bypass) keine Lösung darstellen, weil sie die Ursachen für die Gefäßveränderungen unberührt lassen. Wie ein wirklich ursächlicher Heilansatz auf diesem Sektor aussehen könnte, wurde erkennbar auf einem Symposium zur Arteriosklerose, welches im Frühjahr 1985 unter Leitung von Prof. *Heiner Greten* in Hamburg-Blankenese stattfand.

Nach langen Forschungs-Irrungen und -Wirren (Stichwort »Cholesterin-Hysterie«) hat man nun festgestellt, daß unsere Gefäße (und damit auch die Herzkranzgefäße) nur so jung und funktionstüchtig sein können, wie unsere Leber es ihnen ermöglicht. Die Leber ist nämlich die »Drehscheibe« des Stoffwechsels der Fett-Eiweiß-Körper (Lipoproteine) im Blut.

Entläßt sie fehlerhafte, belastende Lipoproteine (sog. LDL-Körper) in die Blutbahn und gelingt es ihr nicht, solche Risikosubstanzen wieder aus dem Blut zu entziehen, so wird dadurch die Grundlage für degenerative Prozesse in den Arterien gelegt, die schließlich zur Verengung oder zum Verschluß (Infarkt) führen. Andererseits entfalten »richtig« synthetisierte, physiologisch erwünschte Lipoproteine (sog. HDL-Körper) im Blut eine nachweisbare Schutzwirkung vor Gefäßleiden.

Und gerade auf diesem heute hochaktuellen Gebiet hat die Bierhefeforschung der vergangenen Jahrzehnte Pionierarbeit geleistet. Denn bereits Ende der 50er Jahre hatten die Ärzte *Bosse* und *Loesewitz* in Frankfurt festgestellt, daß bei der Verabreichung von Bierhefe die für Leber-, und Herz- und Gefäßleiden typische »Entgleisung des Bluteiweißbildes« (Bosse) beseitigt wurde und pathologische Einlagerungen aus den Gefäßwänden gelöst und über die Leber wieder ausgeschieden werden konnten.

Die Arbeiten von *Bosse* und *Loesewitz* waren ein erster wissenschaftlich nachgeprüfter Hinweis darauf, daß Arteriosklerose durchaus auch »rückbildungsfähig« ist. Zwei Jahrzehnte später erst erhielt ihre »Arbeitshypothese« eine »offizielle« Bestätigung, so als z. B. der international führende Arteriosklereoseforscher Prof. *Gotthard Schettler* zusammenfaßte, daß hohe Anteile an »richtigen« Lipoproteinen den Abtransport des Cholesterins aus Zellen und Gefäßen ermöglichen und beschleunigen und es zwecks Abbau der Leber zuführen.

Die Bierhefe als »optimale Lebernahrung« ist offenbar in der Lage, diese Prozesse in günstigem Sinne zu beeinflussen. Nicht vergessen werden sollte dabei jedoch, daß sie darüber hinaus noch eine Reihe von Substanzen enthält, die für die Funktionen des Herzens »vor Ort« von großer Bedeutung sind: Vitamin B_1 (das »Vitamin des Herzens«) und die Spurenelemente Chrom und Selen, um nur einige Faktoren herauszugreifen.

Bierhefe bei Zuckerkrankheit

Der Diabetes ist wohl die Krankheit, bei welcher die Erfahrungen mit Bierhefe am umfassendsten dokumentiert sind.

Bereits zu Anfang dieses Jahrhunderts wurde durch Ernährungsexperten verschiedentlich auf die Hefe aufmerksam gemacht (*v. Euler* und *Svansberg*, 1916).

In den 20er Jahren konnte dann die blutzuckersenkende Wirkung von Hefe in internationalen Forschungen nachgewiesen werden (so z. B. in einer Arbeit von *Glaser/Halpern* mit dem Titel »Über die Aktivierung des Insulins durch Hefe-Preßsaft«, 1929).

Wenig später bereits wurde die Bier-

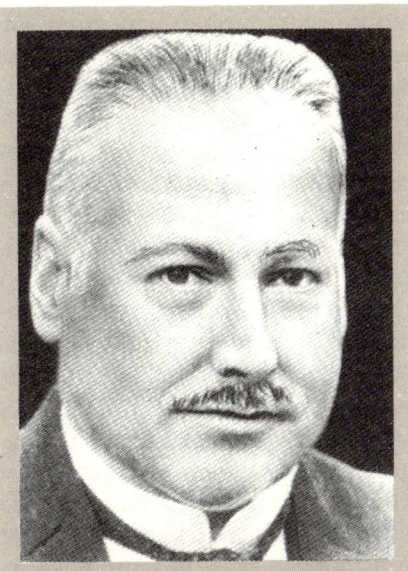

**Prof. Emil Abderhalden
(1877 – 1950)**

schweizerischer Biochemiker und
Physiologe, bedeutender Eiweiß-
forscher (Entdecker der »Abwehr-
fermente«). Hauptsächliche Lehr-
tätigkeit in Halle/Saale, Verfasser
von medizinischen Standard-
werken (»Lehrbuch der Physiologie«) sowie allgemein geschätz-
ter Gesundheitsliteratur (»Die
Grundlagen unserer Ernährung«).
Abderhalden stieß im Zusammenhang mit seinen aufsehenerregen-
den Untersuchungen über hoch-
differenzierte Eiweißsubstanzen
auf die Brauereihefe als ganz vor-
züglicher Proteinquelle und erkannte in ihr ein wertvolles Thera-
peutikum bei verschiedenen Zivilisationsleiden. Er bevorzugte dabei
eine neuentwickelte cellulär-flüssige Anwendunsform der Bierhefe,
wie er sie in den 30er Jahren in
Zusammenarbeit mit Heinrich
Metz in Halle gerade entwickelt
hatte. Besonders wichtig wurde
die Bierhefe für Abderhalden als
eine Art »pflanzliches Insulin«,
das er bei der Behandlung von
Diabetes-Patienten mit großem
Erfolg einsetzte.

hefe und ihr wichtiger Bestandteil
Vitamin B_1 als »pflanzliches Insulin« (Prof. Sainton) in die wissenschaftliche Diskussion eingeführt.
Den Höhepunkt dieser Forschungs-
entwicklung bildeten schließlich die
Untersuchungen des bekannten
Physiologen und Eiweiß-Forschers
Prof. Emil Abderhalden in Halle.
Abderhalden konnte die blutzucker-
senkenden Effekte der Bierhefe
während der klinischen Anwendung seit Ende der 30er Jahre immer
wieder beobachten. Er führte die
signifikanten Verbesserungen des
Krankheitsbildes dabei wesentlich
darauf zurück, daß er in der Lage
war, eine neuentwickelte cellulär-
flüssige Präparierungsform der Bierhefe zu verwenden und sich nicht
mit den sonst üblichen Trockenprä-
paraten zufriedengeben mußte.
Übrigens sind auch diese frühen Ergebnisse der Ernährungsforschung

heute aktueller denn je, und zwar aus folgenden Gründen:

■ Es wurde inzwischen offenkundig, daß die »klassische« Diabetesbehandlung mit Insulin und oralen Antidiabetika die Folgekrankheiten (Arteriosklerose, Herzinfarkt, Hirnschlag) nicht in den Griff zu bekommen vermag.

■ Bereits seit etwa einem Jahrzehnt ist zu beobachten, daß man sich in der Diabetes-Forschung wieder auf die »Diät« als Schlüssel für eine wirksame Behandlung besinnt (Prof. *Karl Jahnke*).

■ Man schätzt, daß gegenwärtig ca. 15 Millionen Bundesdeutsche zum weiteren Kreis der vom Diabetes bedrohten Personen zählen (u. a. wegen einer erblich bedingten herabgesetzten Zuckerbelastungstoleranz).

Gerade bei diesen »subklinischen« Fällen eines latenten Diabetes ist es von großer Bedeutung, einem Ausbruch der Krankheit durch Ernährungsmaßnahmen entgegenzuwirken.

Und dazu bietet sich die Bierhefe in ihrem Reichtum an spezifischen Schutzstoffen als nebenwirkungsfreie Alternative geradezu an (gut untersucht sind hier u. a. die B-Vitamine, das schwefelhaltige Glutathion und das Spurenelement Chrom). Hinzu tritt, daß Bierhefe gerade auch den besonderen Risiken von Diabetikern (Neigung zu Gefäßleiden) entgegenwirkt.

Ein Ausflug in die Medizingeschichte
Bierhefe besiegt den »Roten Tod«

Es ereignete sich vor etwa 50 Jahren. In vielen Teilen der Vereinigten Staaten wütete die Pellagra, volkstümlich auch der »Rote Tod« genannt, weil sonnenbrandähnliche Verfärbung der Haut zu einem der offensichtlichsten Symptome dieser Erkrankung gehörte. Doch für die Betroffenen blieb es nicht bei diesen äußeren Hautveränderungen. Sie bekamen Magen- und Darmstörungen, Lähmungen und starben zu Tausenden an diesem gefürchteten Leiden.

Opfer waren fast ausnahmslos die Armen. Als »Brutstätten« erwiesen sich Slums und ländliche Elendsgebiete, vor allem da, wo intensiv Baumwolle angebaut wurde. Waren die Ärzte in diesen Landstrichen unterwegs, so begegneten sie mitunter regelrechten »Geisterdörfern«, angefüllt mit von der Pellagra gezeichneten Kindern und apathisch und hoffnungslos dahinvegetierenden, zum Teil wahnsinnig gewordenen Kranken.

Eine ganze Generation von Forschern fahndete nach dem »Erreger« für diese Geißel der Armen und Schwachen.

Man vermutete, daß es sich um ein Infektionsleiden handelte, um einen schädlichen Mikroorganismus also, der in solchem hygienisch unzulänglichen Milieu gedeihen konnte, nur dort seine Opfer fand und von der Sandfliege oder anderen Insekten übertragen wurde. Jedoch: Der fieberhaft gesuchte »Erreger« blieb hartnäckig verborgen und entzog sich auch dem »Superauge« des Mikroskops.

Dennoch ist die Krankheit heute besiegt, man kann sagen »mit Stumpf und Stiel« ausgerottet. Wie kam dies zustande? Wurde der geheimnisvolle »Erreger« also doch entlarvt, bekämpft und vernichtet?

Sandfliege oder Mais

Die Antwort auf das Pellagra-Problem kam nicht aus den Labors und wurde nicht unter dem Mikroskop gefunden. Sie war ein Produkt guter Beobachtungsgabe.

Warum, so fragten sich einige Forscher, betraf das Leiden zwar die armseligen Patienten von Krankenhäusern in Elendsgebieten, nicht jedoch Ärzte und Pflegekräfte derselben Anstalten? Warum verbreitete es sich seuchenartig vor allem in Gebieten, wo die Menschen hauptsächlich von Mais lebten? Bei einigen

dieser nachdenklichen Wissenschaftlern — allen voran der Amerikaner *Joseph Goldberger* — kristallisierte sich bereits vor 1920 die Überzeugung heraus, daß die Pellagra mit der Ernährung der betroffenen Bevölkerungskreise zusammenhängen mußte.

Trotzdem: Gleichzeitig kamen Regierungskommissionen unter der Leitung hochangesehener Experten zu dem gewissermaßen »amtlichen« Ergebnis, daß Ernährungsfaktoren beim »Roten Tod« keine, aber auch gar keine Rolle spielen. Was also tun?

Goldberger entschließt sich angesichts dieses Dilemmas zu einem Mittel, das in der Geschichte der Medizin eine lange Tradition hat und oft genug auch in einer Tragödie endete: zum Selbstversuch. Er injizierte sich Blut und Absonderungen der Leidenden — ohne an Pellagra zu erkranken. Viele seiner Mitarbeiter folgten seinem Beispiel mit demselben Ergebnis.

Treffender konnte man die Auffassung von der »Infektionskrankheit Pellagra« nun wirklich nicht widerlegen ...

Dennoch blieb jedoch vorläufig alles beim alten: Die »Sandfliegentheorie« war das offizielle Lehrbuchwissen; *Goldbergers* Thesen wurden nur mit gelehrtem Kopfschütteln bedacht.

Der Durchbruch der Erkenntnisse *Goldbergers* kam erst in den 30er Jahren zustande, und zwar in einer beispielhaften und abenteuerlichen Hilfsaktion des amerikanischen Roten Kreuzes, ein Unternehmen, das zu einem der größten und spektakulärsten Triumphe in der Geschichte der Ernährungsmedizin wurde.

»Zaubermittel« aus der Brauerei

Die Hilfsgüter, mit denen das Rote Kreuz in Gegenden eintraf, wo die Pellagra seuchenartig wütete, entstammten nicht den Apotheken — ja sie kamen nicht einmal aus dem engeren Bereich des Arzneimittelwesens. So paradox es klingt: das Rote Kreuz fuhr einzig und allein ausgerüstet mit viel Enthusiasmus und einem zu Unrecht bis dahin wenig beachteten Nebenprodukt der Biererzeugung durchs Land, nämlich beladen mit wirkstoffreicher Bierhefe. Diese hopfen-bittere Medizin wurde jedoch zu *dem* Zaubermittel dieser Jahrzehnte, das bereits Totgesagte wieder vom Krankenlager aufstehen ließ und unzählige Menschen davor bewahrte, für ihr ganzes Leben von der »Krankheit der Armen« gezeichnet zu werden.

Der Erfolg war überwältigend und wischte alle Bedenken vom Tisch. Denn Zweifel hatten allenthalben schon vor Beginn der Aktion geherrscht. Als die Verantwortlichen des Roten Kreuzes beim Pellagra-Spezialisten *Goldberger* anfragten, was denn überhaupt gegen die schlimme Seuche unternommen werden könnte, hatten sie den Rat bekommen: »Geben Sie Hefe, vitaminreiche Bierhefe«! Dies schien denn doch allzu einfach und roch so ein wenig nach der marktschreierischen Anpreisung eines »Wundermittels« — was wohl für Schlagzeilen gut taugen würde, nicht jedoch für hunderttausende von hilfebedürftigen Kranken. Andererseits war *Goldberger* immerhin zu seiner Zeit weltweit einer der kompetentesten Kenner des »Roten Todes« überhaupt und stand zudem als Vertreter des öffentlichen Gesundheitswesens nicht im Verdacht, übereilte und undurchdachte Empfehlungen auszusprechen.

Der große Erfolg

So folgte man also schließlich dem eigenartigen Rat aus dem Mund des Pellagra-Spezialisten, und so rollten schließlich die Lastwagen mit ihrer bitter-hoffnungsvollen Fracht durch die kargen Weiten der ländlichen Elendsgebiete.

Der Speisezettel der Ärmsten des Landes enthielt nun — neben den altbekannten Maisgerichten sowie Melasse und etwas Fleisch — plötzlich einen unbekannten, fremden Bestandteil: Eine regelmäßige Zulage von Bierhefe. Über ganze Landstriche hin wurde dieses Experiment praktiziert. Es wurde zu einer einzigartigen »Hefe-Kur« fast globalen Ausmaßes (zeitweise wurden etwa zwei Millionen Menschen mit Bierhefe versorgt ...).

Natürlich – das war die zweite Hürde für das Experiment – schüttelten viele behandelnde Ärzte darüber anfangs den Kopf. Zwar hatte die »Schulweisheit« für die Kranken nicht viel Trost und Hoffnung zu spenden. Hefe jedoch galt als »Abfallprodukt«, verwendbar vielleicht zur Viehfütterung – nicht jedoch als Medizin für den Menschen. Hefe sollte der ärztlichen Kunstfertigkeit überlegen sein? Undenkbar! Dies schien denn doch alles zu laienhaft und simpel. In diesem Fall erwies es sich allerdings am Ende tatsächlich, daß alles wirklich Große einfach ist. Denn mit den widerstrebend gemachten praktischen Erfahrungen »vor Ort« verflogen auch bei den Skeptikern alle Zweifel.

Am leichtesten und in kürzester Zeit waren dagegen die Patienten für die Bierhefe gewonnen, da sie die positiven Auswirkungen der »Kur« sehr schnell am eigenen Leib spüren konnten. Es spielten sich in jener Zeit geradezu erschütternde Szenen ab, wenn der »Bierhefe-Fluß« – ob nun aus Mangel an Rohstoff oder fi-

nanziellen Gründen – ins Stocken geriet, wie aus Berichten des Roten Kreuzes hervorgeht, in denen es beispielsweise heißt: »Es ist wahrhaftig eine Tragödie für diese Leute. Wenn wir ihnen sagen müssen, daß wir ihnen keine Hefe geben können, dann sind sie so verzweifelt, daß einem beinahe das Herz bricht. Manche weinen wie die kleinen Kinder.«

So war diese ganze Aktion nicht nur eine »positive Erfahrung«; die Erfolge waren vielmehr so durchschlagend und dramatisch, daß es nach Ansicht von Fachleuten keinen vergleichbaren Fall in der gesamten Geschichte der Krankheitsbekämpfung gibt, »in dem auf die Entdeckung der richtigen Heilmethode so rasch ein Rückgang der Sterblichkeit erfolgt wäre«.

Lernen aus der Vergangenheit

Leider werden auch die wirklich großen Ereignisse in unserer Zeit allzu schnell vergessen. Sehr zu Unrecht. Es ist bedenkenswert, daß einer der eindrucksvollsten Siege der modernen Medizin auf dem Gebiet der Ernährungswissenschaft errungen wurde, unter Mithilfe der so einfachen wie schillernden und ungewöhnlichen Natursubstanz Bierhefe.

Die Dinge lagen folgendermaßen: Dem Mais fehlen einige wichtige Wirkstoffkomponenten vor allem der Vitamin-B-Gruppe (Nikotinsäureamid). Deshalb bedarf dieses Getreide der Ergänzung, einer Vervollständigung, damit es nicht zu empfindlichen Defiziten im Organismus kommt. Und für diesen Zweck ist die Bierhefe in der Tat eines der denkbar besten Mittel, und dies sowohl als vollwertigster B-Vitaminspender überhaupt, wie auch als hochrangige Eiweiß- und Mineralstoffquelle.

Heute spricht die Medizin wieder von Mangelzuständen an lebenswichtigen Wirksubstanzen. Ursache hierfür ist nicht wie früher die Not (»Pellagra und Armut sind verschwägert« hieß es einst), sondern eher der Überfluß an wirkstoffverarmten Industrienahrungsmitteln. Die Auswirkungen sind allerdings genau dieselben: der Körper, die Organfunktionen, unser Stoffwechsel werden beeinträchtigt und der Mensch wird anfällig für eine Vielzahl von Befindlichkeitsstörungen, die schließlich in schwere chronische Leidenszustände übergehen.

Abwenden können wir dieses »Schicksal« nur durch unser Wissen um die Zusammenhänge. Und der Sieg der Bierhefe über den »Roten Tod« ist hier ein hilfreicher Fingerzeig und sollte dem »Gedächtnis« der medizinischen Wissenschaft und Praxis gegenwärtig bleiben. Denn nach dem berühmten Wort eines Philosophen ist derjenige, der die Vergangenheit nicht kennt, dazu verurteilt, die Fehler der Vorfahren immer aufs neue zu wiederholen.

Kleine Mengen — große Wirkung

An dieser Stelle sollte man einen Moment einhalten und sich den Grundlagen für das breite Wirkungsspektrum der Bierhefe zuwenden. Wie wir gesehen haben, hängen diese Beobachtungen zum großen Teil mit dem reichen Gehalt der Bierhefe an seltenen Spurenstoffen zusammen, welche für die Aufrechterhaltung unserer Körperfunktionen zwar wichtig sind, jedoch heute mit unserer Nahrung oft nur mehr unzureichend zur Verfügung gestellt werden (so liegt z. B. die tägliche Zufuhr an Vitamin B_1 und B_2 in Deutschland deutlich unter den von der DGE empfohlenen Mindestwerten). Wir wollen uns hier drei dieser Substanzen, von denen bereits verschiedentlich die Rede war, herausgreifen und sie im Lichte der neueren Forschung in ihrer Bedeutung für die menschliche Gesundheit betrachten:

■ Da ist einmal das **Glutathion,** ein schwefelhaltiger Stoff, der für mannigfaltige Enzymreaktionen im Körper ständig bereitgestellt werden muß. Das Glutathion nimmt im Entgiftungssystem des Körpers eine zentrale Stellung ein, und dies gleich auf mehrfache Weise.

Man kennt diese höchst wirkungsvolle Substanz bereits seit 1921 *(Hopkins)*. Es handelt sich um ein im Körper nachweisbares Eiweißmolekül aus den Bausteinen Glutaminsäure, Cystein und Glycin. Die besondere Bedeutung, die dem Glutathion für unsere Gesunderhaltung zukommt, führt man u. a. auf bestimmte Schwefel-Wasserstoffbindungen zurück, die ein wichtiges Entgiftungsreservoir bilden. So vermag das Glutathion giftige Schwermetalle zu binden, mit denen unser Organismus im Verlaufe der Industrialisierung geradezu überschwemmt wurde: Blei, Cadmium oder Quecksilber (siehe auch das Kapitel »Schutz vor Umweltgiften«).

Hier haben wir es also mit einem Stoffwechselprinzip zu tun, das von der Natur als Möglichkeit in uns angelegt wurde und das erst seit entwicklungsgeschichtlich ganz kurzer Zeit als überlebenssichernder Faktor in vollem Umfang eintreten kann – vorausgesetzt natürlich, wir verstehen dieses Prinzip zu nutzen.

Ein ausgesprochenes Schutzvermögen kommt dem Glutathion auch bei der Neutralisierung gewisser krebserregender Stoffwechsel-Zwischenprodukte zu.

Im Zentrum aller neueren Forschungsbemühungen steht schließlich die Eigenschaft des Glutathions als »Fänger von freien Radikalen«.

Es würde an dieser Stelle gewiß zu weit führen, die Bedeutung dieser »Freien Radikalen» (FR) umfassend zu diskutieren. Soviel sei gesagt, daß dieser Begriff besonders in der Altersforschung sehr wichtig geworden ist.

Wer sind nun diese zerstörerischen Radikalen unseres Stoffwechsels?

Es handelt sich dabei um hochreaktive Molekülbruchstücke mit »freien« Elektronen. Diese unfreiwilligen »Singles« sind gewissermaßen auf Partnersuche und streben danach, sich mit einem anderen freien Elektron zu verbinden, um so in eine stabile Form überführt zu werden. Solche unvollständigen chemisch-physikalischen Verbindungen im Körper sind durchaus nichts Ungewöhnliches und stellen sich zwangsläufig ein; sie werden in der Regel innerhalb des enzymatischen Stoffwechsels durchaus beherrscht.

Durch Fehler in der Lebensführung, durch chemische Substanzen oder beispielsweise auch radioaktive Strahlung kommt es jedoch zu einem verstärkten und aggressiven Auftreten solcher Molekularbruchsteine – was weitreichende Konsequenzen nach sich zieht: Denn die freien Radikalen bedienen sich zur

Stabilisierung und zur Vervollständigung rücksichtslos aus ihrer Umgebung. Kein anderes Molekül ist vor ihrem Zugriff sicher. Opfer solcher Attacken werden Körperzellen, Gewebe und Enyzme mit der Folge einer Beschleunigung von Alterungsprozessen – es sei denn, es gelingt, die räuberisch vagabundierenden Radikalen auf unschädliche Weise zu »sättigen«.

Als prädestiniert für diesen Zweck hat sich das *Glutathion* erwiesen, vor allem durch seinen Gehalt an Cystein. Seine Schwefel-Wasserstoffbindungen fungieren hier als eine Art Puffer und machen die gefährlichen radikalen »Irrläufer« zahm und verträglich.

Dies mag nun alles sehr kompliziert klingen, mündet glücklicherweise jedoch in die einfache Empfehlung der Experten, bewußt auf eine regelmäßige und ausreichende Versorgung mit Glutathion, wie es vorzugsweise in der Bierhefe vorkommt, zu achten – und damit vorzeitigen Schädigungen auf Zellebene und der Beschleunigung von Alterungsprozessen vorzubeugen.

■ Das Spurenelement **Chrom** hat man als »Co-Faktor des Insulins« bezeichnet. Seine spezifische Bedeutung erhält das Chrom dadurch, daß es innerhalb des Kohlenhydrat-Stoffwechsels (daneben noch bei der Lipidverdauung) eine Hauptrolle spielt.

Vor allem die Verwertung von Zucker (Glukose) ist eines der ganz problematischen »Sorgenkinder« der modernen Medizin, was umso mehr gilt, je älter wir werden.

Wie man heute weiß, werden hier die Weichen gestellt zur Herausbildung chronischer Erkrankungen (vor allem Erwachsenen-Diabetes), die letztendlich dann das empfindliche Netzwerk unseres Gefäßsystems entscheidend schädigen.

Schuld an dieser Entwicklung sind vor allem die Überernährung und der Verzehr »raffinierter« Nahrungsmittel, also Fabrikzucker oder Weißmehlprodukte.

In den vergangenen Jahren konzentrierte sich die Aufmerksamkeit der Forschung schließlich immer stärker auf das Spurenelement Chrom, besser gesagt auf die mangelhafte Versorgung mit diesem Metall. Das Fehlen von Chrom in der Nahrung schwächt nämlich die Kette der Stoffwechselprozesse an einer der wichtigsten Glieder – und zwar im Hinblick auf die Ausnutzung der Kohlenhydrate.

Zwei Elemente spielen hier zusammen:

■ Einmal das *Insulin,* jedermann geläufig als Regulator des Blutzuckerspielges.

■ Zum anderen und nicht geringeren, jedoch noch der weniger bekannte sogenannte *Glucose-Toleranz-Faktor (GTF),* den man zuerst aus Bierhefe extrahiert hat und für dessen Vorhandensein und Funktion Chrom unentbehrlich ist.

Nur diese *beiden Elemente* zusammen ermöglichen es, den Betriebsstoff Zucker an seinen Bestimmungsort, die Körperzellen, zu transportieren, wobei Chrom den Wirkungsgrad des Insulins deutlich zu steigern vermag.

Altersdiabetes bringt man deshalb inzwischen immer häufiger in ursächliche Verbindung mit Chrom-Defiziten unserer Nahrung, ein Zusammenhang, der erstmals im Jahre 1973 klinisch nachgewiesen wurde.

Und tatsächlich ist Chrom auf breiter Front mittlerweile zu einem Mangelelement geworden. Unsere Böden sind genauso wie die herkömmlichen Lebensmittel relativ chromarm; und beunruhigend ist auch der Umstand, daß gerade ältere Menschen immer weniger von diesem wichtigen Spurenelemnent zu sich nehmen.

Die therapeutische Bedeutung der Bierhefe auf diesem hochaktuellen Problemfeld der Gesundheitspflege wird man deshalb nicht hoch genug bewerten können, wenn man bedenkt, daß es sich bei dieser an sich schon außerordentlich wirkstoffreichen Natursubstanz auch um den »weitaus besten natürlichen Lieferanten von Chrom, das in den Glukose-Toleranz-Faktor einge-
baut wird«, handelt *(Dr. Lothar Burgerstein).*

■ Beim **Selen** handelt es sich um ein Spurenelement ganz besonderer Qualität, dem in der Krebsforschung und in der Geriatrie für die Zukunft eine Schlüsselrolle zugeordnet wird (so z. B. die Neue Züricher Zeitung in einem Beitrag vom 25.1.1984).

Nach den Erkenntnissen des Nationalen Forschungsrates der Vereinigten Staaten kann das Selen heute mit Sicherheit in die Gruppe der Krebs-Schutzstoffe eingereiht werden, deren Wirksamkeit zweifelsfrei erwiesen ist. Und dies sowohl durch vergleichende epideminologische Untersuchungen (u. a. *Schrauzer/* Universität Kalifornien) als auch durch Laborversuche (u. a. *Milner/* Universität Indiana).

Das metallische Element *Selen* – dem Schwefel nah verwandt – wurde 1817 von dem berühmten schwedischen Chemiker *Berzelius* entdeckt.

In höherer Dosierung entfaltet Selen eine starke Giftwirkung – ein Grund dafür, daß die Ernährungsforschung das Element lange Zeit ignorierte.

Erste Hinweise darauf, daß diese Substanz möglicherweise auch für den menschlichen Organismus unbedingt notwendig ist, ergaben sich in den 40er Jahren unseres Jahrhunderts. Damals beobachtete der deutsche Biochemiker *Dr. Klaus Schwarz* ein bemerkenswertes Phänomen: Seit längerem hatte man immer wieder festgestellt, daß sich bei einer synthetischen, hochgereinigten Diät im Tierversuch sehr schnell Lebernekrosen (= das Absterben von Funktionsgewebe) einstellten. Derartige mit Sicherheit tödlich verlaufende Veränderungen konnte *Schwarz* nun verhindern, indem er das Futter mit einigen Wirkstoffen anreicherte, wobei sich eine damals noch nicht exakt beschreibbare Substanz als Hauptwirkungsträger herausstellte.

Diesen sog. *»Faktor 3«* isolierte der Forscher u. a. aus Brauereihefe.

Erst viele Jahre später identifizierte man in jenem so rätselhaften wie effektiven Wirkkomplex das Selen als »verantwortliche« Ingredienz.

Selen offenbarte sich in der Folgezeit als Schutzstoff von universeller Anwendungsbreite. Großes Aufsehen in der Fachwelt erlangten beispielsweise Ende der 70er Jahre die Ereignisse in der chinesischen Provinz Keshan. Dort beklagte man seit langem eine unerklärliche Häufung von tödlichen Herzkrankheiten – und als Ursache stellte sich nunmehr ein ausgeprägter Selenmangel der dortigen Böden und damit der Nutzpflanzen heraus. In der Folgezeit konnte dann die seit Generationen wie ein böser Fluch über der Bevölkerung lastende »Keshan-Krank-

heit« durch eine Selen-Anreicherung der Nahrung fast über Nacht zum Verschwinden gebracht werden.

Beim Element Selen können wir darüber hinaus an unsere vorherigen Ausführungen zum Glutathion anschließen, denn auch das so wichtige Spurenelement betätigt sich als Schutzfaktor gegen die »Freien Radikalen« und bewahrt dadurch den Körper vor Schädigungen, die entzündlichen Vorgängen (rheumatischer Formenkreis) oder tumorartigen Entartungen sowie vorzeitigem Verschleiß und Funktionsverlusten von Organen, Geweben und Zellen den Boden bereiten können.

Die durchschnittlich aufgenommenen Größenordnungen an Selen unterliegen regional großen Schwankungen. Die Bundesrepublik zählt in dieser Hinsicht zu den eher spärlich versorgten Gebieten.

Interessant ist, daß von vielen Forschern die Bierhefe als optimale Quelle für Selen angesehen wird, da in den Hefezellen das »Selen auf biologischem Weg produziert wird« und keine Gefahr einer Vergiftung besteht; wichtigster Gesichtspunkt hierbei ist jedoch, daß dieses in Chelat-Bindung vorliegende Mineral der Bierhefe auch wirklich »vom Körper resorbiert wird und auf die Zelltätigkeit eine 10- bis 20mal größere Wirkung als das anorganische Produkt ausübt« *(Alan Lewis).*

»Candida« — oder: der große Irrtum

Die Pilzerkrankungen des Menschen haben mit »Hefe« nichts zu tun — im Gegenteil: Bierhefe kann helfen!

Würden Sie Knollenblätterpilze und Pfifferlinge in einen Topf werfen? — Ein solcher Mißgriff dürfte jedem von uns schlecht bekommen.

Vernünftiger ist es, sorgfältig zwischen Pilz und Pilz zu unterscheiden, was in gleichem Maße für die sog. niederen einzelligen Hefepilze gilt — damit nicht durch Un- oder Halbwissen schwer wiedergutzumachender Schaden angerichtet wird.

Ist die Menschheit bedroht von »tödlichen Mykosen«? Davon also, durch krankmachende Pilze überschwemmt zu werden?

Gegenwärtig huschen solche Vorstellungen wie Irrlichter über die medizinische Szene hinweg und haben nur einen Erfolg: sie verunsichern gerade gesundheitsbewußte Zeitgenossen.

So spricht eine neuere Veröffentlichung (H. H. Markus und H. Finck) von der sog. »Candidiasis« (chronische innere Pilzerkrankung) als »maskierter Krankheit«, die vielen von uns unerkannt das Leben schwer mache.

Allerdings, soviel schon vorweg, wird in diesem Zusammenhang weit über das Ziel hinausgeschossen, wenn man unter anderem vor »hefehaltigen Nahrungsmitteln« warnt. Denn wie wir sehen werden, kann gerade die *Bierhefe* uns wirkungsvoll vor dem Befall durch pathogene Pilze schützen.

Doch nun zum Sachverhalt. Tatsächlich ist es so: unter ganz bestimmten Bedingungen setzt sich vor allem der Pilz »Candida albicans« auch im Körper des Menschen fest und führt zu ernsthaften Beschwerden. Damit dies in krankmachendem Umfange eintreten kann, muß allerdigs eine sog. »Prädisposition« vorliegen, eine Schwächung beispielsweise durch Arzneimittel wie Cortison, Antibiotika, immununterdrükkende Mittel oder Grunderkrankungen wie Krebs oder schlecht eingestellter Diabetes.

In derartigen Fällen können vermehrt bedrohliche Candida-Besiedelungen im Darm oder anderen Körperorganen nachgewiesen werden. Die Betonung liegt auf »vermehrt«. Denn vorhanden war der Pilz in solchen Fällen auch schon vorher. Nur kam ihm, gebändigt durch die ordnenden Kräfte eines funktionierenden Organismus, ein bescheidener Platz zu im Billionenheer der uns ständig (zumeist übrigens zu unserem Nutzen) »heimsuchenden« Mikroben.

Mit dieser Einschätzung könnte es nun sein Bewenden haben, und es könnten sich geeignete − vor allem immunstimulierende − Therapien anschließen − wenn dem Menschen nicht die Wesensart zukäme, allzuoft das Kind mit dem Bade auszuschütten.

Denn im Eindruck der Gefahren durch Mykosen bläst man neuerdings verschiedentlich zu einer absonderlich anmutenden Jagd auf »Pilze« und »Hefen«, und reißt dabei gewissermaßen beim Auswechseln eines verdorbenen Dachziegels gleich das ganze Haus ein.

Deshalb sei hier gestützt auf die Erkenntnisse der Mikrobiologie, Ernährungsforschung und klinischen Anwendung klargestellt: Candida und Bierhefe haben − was ihre Eigenschaften und ihren Nutzen für den Menschen angeht − nichts, aber auch gar nichts miteinander gemein. Letztere ist eine Kulturhefe und gedeiht sehr gut auf Gerstenmalz, nicht jedoch im menschlichen Körper. Auch wird das Wachstum des Candida-Pilzes keineswegs durch die Gegenwart von Bierhefe auf besondere Weise gefördert (nährt sich Candida doch vor allem von Kohlenhydraten, wobei ihm besonders Süßigkeiten und Weißmehlerzeugnisse zugute kommen).

Das Gegenteil ist richtig. Candida kann im Körper nur dann seine Herrschaft aufrichten, wenn die Schlagkraft unseres Immunsystems, aus welchen Gründen auch immer, erlahmt ist. Und dafür, daß dieser Fall *nicht* eintritt, sorgen unter anderem bestimmte immunstimulierende Bestandteile der Bierhefezelle. Diese Substanzen (wissenschaftlich Zymosan und Glukan genannt) aktivieren jenen bedeutenden Teil des Abwehrsystems, der in den sogenannten Peyerschen Platten des Dünndarms lokalisiert ist und hier erste Barrieren gegen Fehlentwicklungen aufrichtet. Wie zahlreiche Forschungen seit Mitte der 80er Jahre (*Sonnenschein* und *Müller, Buts* und *Bernasconi, Tympner*) nahelegen, führt die Einnahme von zellulärer Bierhefe deshalb »zu einer verbesserten Abwehrleistung gegen im Darm vorhandene Candida-albicans-Zellen« *(Prof. Dr. Dr. B. Sonnen-*

schein). Und man bedenke bei dieser Gelegenheit: Was sich auf diesem Zweig der Wissenschaft allmählich abzeichnet, kommt einer segensreichen Umwertung aller medizinischen Werte gleich. Denn die Immuntherapie läßt, so die Prognose des Nachrichtenmagazins DER SPIEGEL (Nr. 46 vom 11. November 1991) »dramatische Fortschritte im Kampf gegen Krebs, Aids, Multiple Sklerose und Allergien« erwarten.

Nimmt man diese neuesten Erkenntnisse und die jahrzehntelangen vorzüglichen praktischen Erfahrungen mit der Bierhefe zusammen, so kann man es geradezu eine Tragödie nennen, wenn im Eindruck der Mykosen-Angst undifferenziert und pauschal vor »Hefe-Pilzen« gewarnt wird. Wer dies tut, verbreitet Irrtümer und erweist der Gesundheit einen Bärendienst.

Es bleibt also heute festzuhalten: einer der wichtigsten praktischen Helfer, die es erlauben, krankmachenden Pilzbesiedelungen im Organismus vorzubeugen, ist die Bierhefe, vorzugsweise in ihrer naturnahen, cellulär-flüssigen Aufbereitung. Sie stärkt die spezifischen Abwehrreaktionen und läßt — dies sei zur Klarstellung nochmals mit den Worten von Mikrobiologen und anerkannten Pilzforschern betont — in keiner Weise »für Menschen mit einer bestehenden lokalen oder systematischen Candida-albicans-Besiedelung schädlichen Einflüsse erwarten«.

Ein »heißes Eisen«: Krebs und Ernährung

In den Vereinigten Staaten diskutiert man über dieses Thema sehr viel gelassener als bei uns. So meinte ein behandelnder Arzt seinerzeit zur Krebserkrankung Ronald Reagens lapidar, der Präsident habe wohl unvernünftig viel Fleisch gegessen. Wie auch das Beispiel des Selens zeigte, sind derartige Zusammenhänge heute im Grunde überhaupt nicht mehr von der Hand zu weisen, selbst wenn bei uns immer noch Ordinarien vehement dagegen zu Felde ziehen.

Neuerdings kann man das bisherige umfangreiche Wissen über »Krebs und Ernährung« in einer gleichlautenden Broschüre des Bundesministeriums für Forschung und Technologie nachlesen. Es handelt sich dabei um eine Zusammenfassung der vom amerikanischen Nationalen Forschungsrat beauftragten Auswertung von weltweiten Untersuchungen zu diesem Thema.

Was nun die Bierhefe angeht, so ist sie vor allem wegen ihres natürlichen und in gut verfügbarer Form vorliegenden Selengehaltes interessant. Es kann deshalb auch nicht verwundern, daß sie in der Vergangenheit in der Krebsforschung immer wieder eine Rolle spielte. Großes Aufsehen erregte z. B. in den 50er Jahren der italienische Wissenschaftler Prof. Dr. *Giocondo Protti* mit einem Aufsatz über die »Antagonistische Wirkung der Hefen auf die neoplastische Zelle«. Seit 1930 hatte *Protti* in seinem Tumor-Zentrum beobachten können, daß Hefen »in der Lage sind, neoplastische Zellen, also Krebstumore, zu zerstören.« Beim Menschen konnte er eine Hemmung des Wachstums der Geschwülste beobachten und in einzelnen Fällen auch Rückbildungen.

Diese Erfahrungen konnten von Prottis Mitarbeiter Prof. *Gottschalk* / München und später von *Jöchle* / Berlin bestätigt werden.

Unabhängig von diesen Forschungen zählt der belgische Krebsspezialist *Moerman* die Bierhefe zum System seiner »acht unentbehrlichen Substanzen« (neben den Vitaminen A, C und E und anderen Stoffen), die vor einer Krebserkrankung schützen sollen.

Diese Hinweise ließen sich noch vermehren; so berichtet der finnische Ernährungswissenschaftler *Paavo Airola* von neueren Untersuchungen der Universität Zürich und des Londoner Polytechnikums,

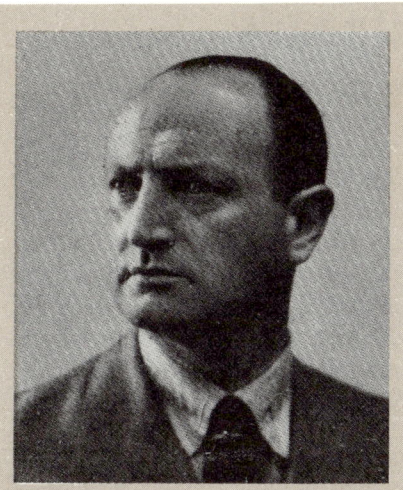

Prof. Giocondo Protti

italienischer Krebsspezialist und Direktor der Laboratorien des Zentrums für das Studium und die Behandlung der Tumoren in Busto Arsizio. Italien.

Protti führte in den Jahren 1930 bis 1950 bedeutsame Untersuchungen über die »antagonistischen Wirkungen der Hefen auf die neoplastische (= Krebs-) Zellen« durch.
Er erkannte, daß besondere Hefestämme (darunter die Bierhefe) entartete Körperzellen zu zerstören in der Lage waren, gleichzeitig jedoch das gesunde Gewebe verschonten bzw. in seinen Funktionen sogar unterstützten.
Diese experimentellen Ergebnisse bestätigte Protti in praktischen klinischen Versuchen an schwerkranken Krebspatienten.
In Deutschland wurden Prottis Forschungen durch den Münchner Prof. F. Gottschalk bekanntgemacht, der im Reichtum der Hefeinhaltsstoffe (wobei die Bierhefe hier qualitativ eine Sonderstellung einnimmt) eine wissenschaftliche Begründung für die Erfolge der Hefetherapie bei Krebserkrankungen fand.

die nachweisen, »daß Bierhefe die Widerstandskraft gegen Krebs erhöht« und der bekannte Krebsarzt P. G. Seeger empfiehlt cellulär-flüssige Bierhefe als Teil der biologischen Vorsorgemaßnahmen gegen Tumorleiden.

Die hier vermittelten Hinweise sollten jedoch genügen, der Bierhefe eine gewisse ergänzende Bedeutung im Gesamtablauf des Stoffwechselgeschehens zuzuweisen − und Krebs ist eine Stoffwechselkrankheit!

Außer Zweifel steht dabei sicherlich, daß es **das** Mittel gegen den Krebs wohl nie geben wird. Eine richtig verstandene Heilkunst wird vielmehr darum bestrebt sein, die Voraussetzungen, unter denen Krebszellen außer Kontrolle der bestimmungsgemäßen Körperorganisation geraten, zu beseitigen.

Ernährungsbehandlung als ganzheitliche Therapie des Leibes

»An gutem Bier ist mehr gelegen als an medizinischen Goldessenzen, Herzpulvern und derlei sieben Sachen«. — Dies formulierte der Leipziger Stadtphysikus Dr. *J. F. Heckel* vor gut 250 Jahren, und darin kommt ein Lebenszusammenhang zum Ausdruck, der für die Medizin — glücklicherweise — bis heute von Bedeutung geblieben ist: Nämlich die Frage nach dem Anteil der Ernährung an der Aufgabe unserer Gesunderhaltung.

Mit dem Siegeszug synthetischer Medikamente war dieser Gesichtspunkt lange Zeit an den Rand des Interesses gerückt worden.
Die Hoffnungen der Menschen auf eine »Befreiung aus der Not der Krankheit« konnte die künstliche Medizin nicht erfüllen.

Heute, da man das Körpergeschehen wieder in komplexen Wirkungszusammenhängen begreifen möchte und Krankenbehandlung als ganzheitliche Therapie des Leibes (Prof. *Schipperges)* wahrzunehmen lernt, spricht man inzwischen in vielen Bereichen von einer »Renaissance der Diätetik« (Diabetes, Arteriosklerose, Krebs).

Und innerhalb dieser neuen Zuwendung zum Heilkräfte-Reservoir von Natur und vitalstoffreichen Lebensmitteln hat die Bierhefe wegen ihrer nachgewiesenen günstigen Eigenschaften und der Fülle wertspendender Inhaltsstoffe ihren festen Platz.

Abschließend noch einige praktische Hinweise zu den verschiedenen Darreichungsformen von Hefe bzw. Bierhefe; hierbei müssen im großen und ganzen zwei Hauptaspekte beachtet werden:

1. Wie bei jedem »Lebens«-Mittel kommt es auch bei der Bierhefe sehr darauf an, ein möglichst naturbelassenes Produkt zu verwenden.
Jede Trocknung der Bierhefe ist mit einer Hitzebehandlung und Wasserentzug verbunden, was die Wirksamkeit der Hefe wesentlich beeinträchtigt. Andererseits steht der Verwertung von frischer Bierhefe der Umstand entgegen, daß die lebenden Bierhefe-Zellen den menschlichen Verdauungskräften widerstehen und die Hefe schnell verdirbt.
Daß es heute trotzdem möglich ist, naturnah hergestellte Bierhefe zu erhalten, geht auf das in seinen Anfän-

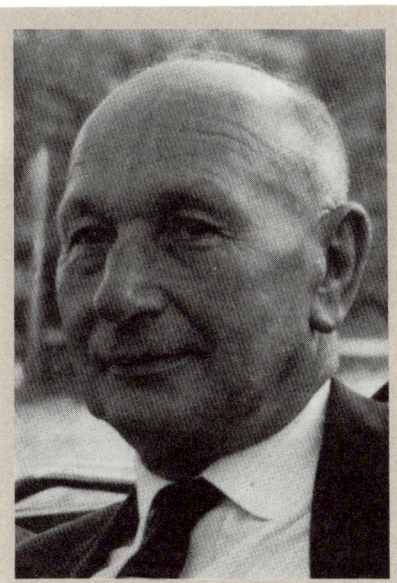

Heinrich Metz (1899 – 1988)
nach agrarwissenschaftlicher Aus-
bildung als Forscher und Erfinder
in den Bereichen der Landwirt-
schaft, Energietechnik und der
wertschonenden Präparierung von
Bierhefe hervorgetreten.

Mit Heinrich Metz wurde ein
neues Kapitel in der Erforschung
und Anwendung der Bierhefe auf-
geschlagen. Die ernährungs-
wissenschaftliche Literatur und
Praxis seiner Zeit hatte die Bier-
hefe zwar als eine Art »Wunder-
nährmittel« ausgewiesen, es stand
jedoch zu medizinischen oder diä-
tetischen Zwecken bis dahin noch

keine geeignete naturnahe Verwer-
tungsform für diese wertvolle Sub-
stanz zur Verfügung.
In ausgedehnten Versuchen am
Tierzuchtinstitut der Landwirt-
schaftlichen Fakultät in Halle/
Saale gelang es Metz, eine neuar-
tige Präparation der Bierhefe her-
zustellen: Seine cellulär-flüssige
Bierhefe bewahrte — anders als
die Trockenhefen, wie sie damals
vor allem bei der Viehfütterung
verwertet wurden — die Hefe als
ganzheitliches Lebensmittel und
machte somit die natürliche Ge-
samtheit der Hefewirkstoffe für
den menschlichen Organismus
verfügbar. Dieses in Zusammenar-
beit mit Prof. Emil Abderhalden
entwickelte »Metz-Verfahren« ist
noch heute beispielhaft und kon-
kurrenzlos.

gen in den 30er Jahren entwickelte sogenannte *Metz*-Verfahren zurück, welches es ermöglicht, die Bierhefe-Zellen in cellulär-flüssiger Form ohne Wertverlust körperverfügbar und für einige Monate haltbar zu machen.

2. Angebotene »Hefe« ist durchaus nicht immer auch Bierhefe. Es gibt zahlreiche Varianten der Hefen, die heute für vielfältige Spezialaufgaben genützt werden. So liegt bei der

Backhefe (Saccharomyces cerevisiae) das Hauptaugenmerk nicht auf einer reichen Ausbildung der Inhaltsstoffe, sondern auf der Entwicklung ihrer Eigenschaften als Triebmittel. Eine andere bekannte Hefeart, die sogenannte Torula-Hefe (Candida utilis) wird aus Abfallprodukten der Zellstoffindustrie für Futterzwecke gezüchtet, also auf einem wirkstoffarmen Nährboden, der sich mit dem hochwertigen Gerstenmalz der Bierherstellung in keiner Weise vergleichen läßt.

Es lohnt sich bei Hefe-Produkten auf jeden Fall, Herkunft und Umstände der Herstellung in Erfahrung zu bringen.

Geistig fit bis ins hohe Alter

Zerstreutheit, Konzentrationsschwierigkeiten, Vergeßlichkeit — wer kann schon von sich selbst behaupten, gänzlich frei von solchen alltäglichen »Ausfalls-« oder Überlastungserscheinungen zu sein.

Wenn diese »allzumenschlichen Schwächen« allerdings zunehmen und zu echten Problemen im Beruf und privaten Bereich führen, werden sie zu einer ernsten Belastung, und dies trifft erfahrungsgemäß dann vor allem auf Menschen in fortgeschrittenem Alter zu. Gehören also »Alter und Senilität« untrennbar zusammen?

Diese Frage muß man eindeutig verneinen. Allein schon die ungebrochene lebenslange Kreativität und Geisteskraft von Persönlichkeiten wie Picasso, Goethe, Alexander von Humboldt oder Otto Hahn widerlegen das »Schicksalhafte« am Nachlassen unseres Intellekts. Der Mensch ist durchaus in der Lage, seine geistigen Anlagen in aller Frische zu erhalten, und dabei spielen Nahrungsfaktoren — die besonders ausgeprägt in der Bierhefe vorkommen — eine tragende Rolle.

Sehr gut untersucht ist in diesem Zusammenhang der Vitamin-B-Komplex; Mangelsymptome sind hier u. a. Verwirrungs- und unbestimmte Angstzustände, Depressionen, Appetitlosigkeit, Nervosität, schlechtes Gedächtnis — Störungen also, wie sie in fortgeschrittenem Alter vermehrt auftreten. Und tatsächlich haben Untersuchungen erbracht, daß eine Unterversorgung an dieser Vitamin-Gruppe besonders beim älteren Menschen der Industriegesellschaft weit verbreitet ist. Es steht außer Frage, daß Bierhefe als beste natürliche Quelle für die B-Vitamine hier vorbeugend und heilend einzugreifen vermag. Bierhefe spendet jedoch auch wertvolle »essentielle Aminosäuren« (zufuhrnotwendige Eiweißstoffe), Substanzen, die man einmal als »Koffein des Alters« bezeichnet hat und die viel zur Bewahrung von Flexibilität und Spannkraft beitragen können.

Manches spricht sogar dafür, daß die angesprochenen Heilwirkungen von ganz bestimmten Nährstoffen, wie sie in ungewöhnlicher Komplexität in den Bierhefezellen vorliegen, auch ein Beitrag zur Bekämpfung von schwersten Formen von Hirnleistungsstörungen im Alter leisten können: so z. B. im Hinblick auf die gefürchtete **Alzheimer Krankheit.** Dieses Leiden tritt oft bereits zwischen dem 40. und 50. Lebensjahr auf und führt außerordentlich schnell zur völligen Hilflosigkeit der Betroffenen (totaler Orientierungs-

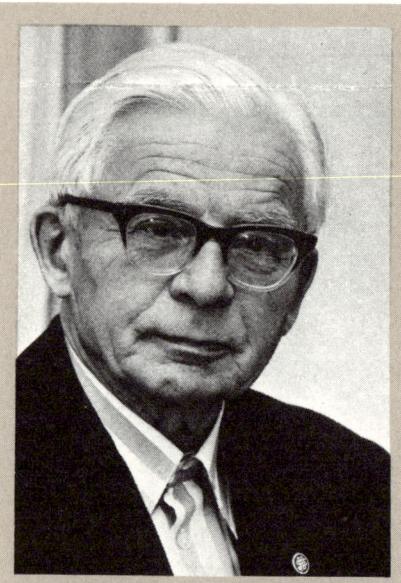

Dr. med. Walter Schultz-Friese (geboren 1908), *Facharzt für innere Medizin, Krebstherapeut, Buchautor und einer der bekanntesten und profiliertesten Ganzheitsmediziner Deutschlands.*

Dr. Schultz-Friese wirkte wesentlich daran mit, Erkenntnisse über die positiven Wirkungen der Bierhefe-Inhaltsstoffe auf geistige Gesundheit und intellektuelle Leistungskraft zu bewahren, die noch aus den frühen 30er Jahren stammten. Damals hatte nämlich der Nervenarzt Dr. Paul Honekamp diese Zusammenhänge in ausgedehnten und gut dokumentierten Ernährungsversuchen eindrucksvoll nachgewiesen. Diese dabei gewonnenen therapeutisch äußerst fruchtbaren Einsichten über die Be-

handlung von Hirnleistungsstörungen waren jedoch unter dem Diktat des Zeitgeistes, der in den Störungen der Geistestätigkeit eine erbliche Minderwertigkeit sehen wollte, nicht gehört worden. Durch Widerstände entmutigt gab Hohnekamp schließlich seine erfolgreiche Ernährungsbehandlung auf, in deren Mittelpunkt die Bierhefe als beste denkbare Quelle für »heilende Ergänzungsstoffe« stand, mit Hilfe derer dem Organismus ermöglicht wird, »wieder in ein harmonisches Gleichgewicht zu kommen«.

Dr. Schultz-Friese hatte diesen so neuartigen wie ungewöhnlich erfolgreichen Therapieansatz früh kennen- und in der ärztlichen Praxis schätzengelernt. Nach der Devise: »Was dem Menschen nützt, darf nicht vergessen werden« gelang es ihm schließlich, Hohnekamps Pionierleistung auf dem Gebiete der Ernährungsmedizin vor dem Hintergrund neuester Erkenntnisse zu würdigen und zu neuer Beachtung und verdienter Anerkennung zu führen, nachzulesen in dem Werk »Geistig jungbleiben bis ins hohe Alter« (siehe hierzu unser Kaptel »Lesetips für Gesundheitsbewußte« im Anhang dieses Buches).

und Gedächtnisverlust). Neueste Schätzungen sprechen in der Bundesrepublik von nicht weniger als 2 Millionen Erkrankten (Tendenz steigend!).

Das Leiden selbst wurde erstmals vor 80 Jahren durch den Arzt *Alois*

Alzheimer (1864 – 1915) beschrieben. Dennoch ist den Patienten bis heute mit Medikamenten in keiner Weise zu helfen, schreitet die Krankheit nach dem Ausbruch (so die Auskunft der medizinischen Lehrbücher) »unaufhaltsam und unbeeinflußbar« voran. Wenn sich dennoch ein Silberstreif am Forschungshorizont zeigt, so liegt dies auch tatsächlich nicht an bevorstehenden Neuentwicklungen im Arzneimittelbereich. Hoffnungsvoll stimmen vielmehr Untersuchungen, die seit den 30er Jahren unseres Jahrhunderts einen Nachweis über die vielfältigen Verflechtungen von Leberfunktion und Hirnleistungsfähigkeit erbracht haben. Danach ist es nicht mehr von der Hand zu weisen, daß Leberstörungen oftmals haupt-oder zumindest mitverantwortlich daran beteiligt sind, wenn ein Mensch »den Verstand verliert«. Entsprechende Erkenntnisse gibt es in der wissenschaftlichen Literatur sowohl für Erkrankungen wie der Schizophrenie als auch für allgemeine Funktionseinbußen (z. B. hochgradigen Gedächnisverlust) bis hin zur Alzheimer Krankheit (so schon 1936 durch *Stadler/Scheer* dokumentiert).

Neueste Forschungen knüpfen an diese vielversprechende Forschungstradition an. Französische Untersuchungen aus den 80er Jahren *(J. L. Signoret)* weisen darauf hin, daß das Krankheitsbild beim Alzheimer-Leiden gebessert werden kann, wenn beispielsweise zusätzlich Cholin zugeführt wird. Bei den solcherart behandelten Patienten verbesserte sich die Gedächtnisleistung wieder »erheblich«.

Cholin gehört zur Gruppe der »leberfreundlichen« Stoffe, den Hauptwirkstoffen von Bierhefe; Cholin erfüllt jedoch auch direkt im Gehirnstoffwechsel als chemische Überträgersubstanz wichtige Funktionen und liegt bei Alzheimer-Kranken in nur ungenügenden Mengen vor.

Eine wirksame Unterstützung der Leber gehört deshalb zum unverzichtbaren Bestandteil einer gesunden Lebensführung, die uns auch das Alter geistig »unverbraucht« erleben läßt. Bierhefe mit ihrem reichen Schatz an leberwirksamen Inhaltsstoffen kann mit dazu beitragen, daß die »Flügel« unserer Gedanken im Laufe des Lebens nicht gestutzt werden und wir wie die »großen Alten« Goethe oder Otto Hahn auch im letzten Lebensdrittel zu hohem Gedankenflug imstande sind.

Schutz vor Umweltgiften

Es ist leider eine Tatsache, daß die Schadstoffbelastung des Menschen der Industriestaaten eine kritische Grenze erreicht hat. Dies gilt besonders für Schwermetalle wie Blei und Cadmium. Führen nun diese Umstände geradewegs ins Krankheitsschicksal und in vorzeitigen Tod? Oder gibt es für unseren Organismus Möglichkeiten, sich dieser tödlichen Fracht zu entledigen bzw. sie unschädlich zu machen?

Die Forschungen der letzten Jahrzehnte haben hierbei bemerkenswerte, überraschende und durchaus hoffnungsvolle Antworten auf diese drängenden Zeitfragen hervorgebracht — Antworten, die auch der Bierhefe eine wichtige Rolle im Geschehen der Schadstoff-Abwehr zuweisen.

Es geht dabei um besondere Eiweißsubstanzen (wissenschaftlich nennt man sie »niedermolekulare metallbindende Proteine«), die im Organismus als eine Art körpereigene »Sondermüll-Entsorgung« fungieren.

Nun ist es eigentlich keine Neuigkeit, daß Metalle in biologischen Systemen an Eiweiß gekoppelt vorkommen. Ein solches »Eiweiß-Kleid« ist vielmehr geradezu die Voraussetzung dafür, daß eine Reihe von Spurenstoffen in unserem Körper verwertet werden kann.

Sehr neuen Datums ist jedoch die Erkenntnis, daß besondere »metallverrückte Proteine« sich im Organismus der Überflutung durch giftige Schwermetalle annehmen und quasi als körpereigene »Sondermüll-Abfuhr« eingesetzt werden.

Was ist nun das Besondere gerade an diesem hochspezialisierten »Entgiftungs«-Proteinen?

Wie inzwischen deutlich wurde, kann es als erwiesen angesehen werden, daß schwefelhaltigen Aminosäuren wie z. B. dem Cystein eine ganz besondere Bedeutung zukommt: „Die relativ großen Schwefelmengen ermöglichen nun diesem Eiweiß Schwermetalle zu binden und somit im Körper aus dem »freien Verkehr« zu ziehen" (zitiert nach NEUE ZÜRCHER ZEITUNG vom 24.8.1985).

Dieser wissenschaftlich nunmehr gesicherte Zusammenhang erklärt so manche Beobachtung über die entgiftenden Effekte bestimmter Lebensmittel, die bisher Rätsel aufgaben. So hat z. B. *Prof. Lutomski* in Polen bereits seit längerem Bleivergiftungen mit Knoblauch erfolgreich behandelt.

Wenn man nun weiß, daß der Knoblauch (wie auch die Zwiebel) nicht weniger als 15 verschiedene Abkömmlinge des oben erwähnten Cysteins enthält, dann werden diese Erfahrungswerte auch streng »wissenschaftlich« gesehen plausibel.

Ähnliches gilt für die Bierhefe. Auch sie enthält bedeutende Anteile an schwefelhaltigen Wirkstoffen (Glutathion). Und auch für die Bierhefe gibt es in der Literatur immer wieder Hinweise auf eine entgiftende Wirkung. Man hat die Bierhefe deshalb einmal als »das beste natürliche Lebensmittel gegen Umweltgifte« (*Paavo Airola*, Präsident der Internationalen Akademie für biologische Medizin) bezeichnet. Diese Schutzfunktion ist − wie wir gesehen haben − besonders gründlich hinsichtlich der Gifte untersucht und belegt, wie sie bei der Strahlentherapie im Körper des Behandelten entstehen.

Nicht weniger nützlich sind die Bierhefe-Inhaltsstoffe jedoch auch im Bereich sonstiger toxischer Umweltschadstoffe (vor allem Schwermetalle).

Um hier ihre Schutzfunktionen in vollem Umfange entfalten zu können, muß die Bierhefe jedoch in möglichst naturbelassener Form aufgenommen werden, da nur in cellulär-flüssiger Aufbereitung die flüchtigen Wirksubstanzen noch enthalten sind.

Von welch entscheidender Bedeutung für unser Leben und unsere Gesundheit diese schwefelhaltigen Eiweißstoffe tatsächlich sind, umreißt folgende Beobachtung: Verbunden mit bestimmten metallischen Spurenstoffen regulieren diese Substanzen nämlich die Entwicklungsprozesse von der menschlichen Keimzelle bis zum ausgebildeten Organismus.

Und schließlich: Es deutet sich an, daß Krebs als Folge des Zusammenbruchs dieser natürlichen Regulation interpretiert werden kann. Dies würde nichts weniger bedeuten, als daß intakte schwefelhaltige Proteine bösartigen Entartungen von Körperzellen entgegensteuern − was wiederum viele Erfahrungen über antikanzerogene Wirkungen von Knoblauch, Zwiebel und Bierhefe erklären helfen könnte.

Bierhefe — »Strahlenfeuerwehr« unseres Organismus

Hochaktuell wurde das Thema der Strahlengefährdung des Menschen im Mai 1986, als ganz Ost- und Mitteleuropa die Auswirkungen des Reaktorunglücks von Tschernobyl zu spüren bekam.

Langfristig werden wir mit einer gewissen erhöhten Umgebungsradioaktivität leben müssen (über deren Ausmaß und Konsequenzen sich die Experten streiten).

Sind wir nun diesen äußeren Umständen völlig schutzlos ausgeliefert, oder gibt es Möglichkeiten, selbst etwas zur Vermeidung der Risiken beizutragen?

Es steht lange schon fest, daß Strahlen in den Zellkernen Schäden anrichten. Dieses »strahlenchemische Unheil« kann beschleunigt werden, wie es z. B. bei Einnahme von Antibiotika oder Coffein geschieht.

Es kann jedoch auch gebremst werden. Für einen solchen hocherwünschten Effekt sind, wie im Nachrichtenmagazin DER SPIEGEL (Nr. 22/1986) berichtet, sog. »Reparatur-Enzyme« verantwortlich, welche die »demolierten« Gene »gegen intakte Ersatzteile austauschen« oder zerissene Textpartien des »Dienstplanes« wieder in ihren ursprünglichen Zustand versetzen.

Dieser Vorgang, so hat die Forschung in den letzten Jahren mit immer größerem Erstaunen feststellen können, ist eine der faszinierendsten »Erfindungen« der Natur. Und ebenso faszinierend ist es, zu beobachten, wie eine einfache Natursubstanz, nämlich die Bierhefe, hier zum Mittel für die Behauptung des Lebens gegenüber den lebensfeindlichen Gefahren aus kosmischen und menschengeschaffenen Strahlungsquellen wird.

DER SPIEGEL führt im Zusammenhang mit den hilfreichen Reparatur-Enzymen an erster Stelle die Hefe auf. Und dies aus gutem Grund. Denn was bisher an Erfahrungen zum Strahlenschutz mit cellulär-flüssiger Bierhefe vorliegt, beeindruckt in der Tat.

Bereits aus Forschungen der 50er Jahre weiß man, daß Bierhefe geeignet ist, negative Begleiterscheinungen der Strahlentherapie bei Krebs zu vermindern oder ganz zu vermeiden. Bewirkt wird dies unter anderem durch bestimmte Schwefel-Wasserstoff-Verbindungen, unter denen die Eiweißstoffe Cystein und Glutathion die bedeutendste Rolle spielen.

Derartige Behandlungserfolge waren engagierten Fachleuten, die angesichts der Leiden ihrer Patienten unter den Strahlenfolgen nach Verbesserungen für ihre Therapie suchten, nicht verborgen geblieben. So überprüfte man schließlich die Möglichkeiten der Bierhefe in der Krebsmedizin am Radiologischen Institut einer süddeutschen Großstadt unter Leitung eines führenden Strahlentherapeuten – und die Erwartungen und Hoffnungen sollten sich dabei nicht nur erfüllen, sondern sogar übertroffen werden! Denn es wurde festgestellt, daß schwere, strahlenbedingte Gewebsveränderungen zur »Abheilung und Vernarbung gebracht werden« konnten, eine Therapiewirkung, die allein auf die Verabreichung cellulär-flüssiger Bierhefe zurückzuführen war. Ganz allgemein ergab sich aus diesen gut 10jährigen Beobachtungen seit Anfang der 70er Jahre, daß die cellulär-flüssige Bierhefe »eine bedeutende Schutzwirkung gegenüber Strahlen aufwies, so daß allgemeine Strahlenreaktionen bzw. Strahlenfolgen weniger stark oder kaum noch beobachtet wurden«.

Dies sind Ergebnise, die gradezu »atemberaubend« anmuten. Es dürfte tatsächlich so sein, daß in der Bierhefe und ihrem Reichtum an stoffwechselaktiven Inhaltsstoffen eine Art »Strahlenfeuerwehr« (DER SPIEGEL) entdeckt wurde, ein »ingeniöses Reparatursystem«, um dem »Unheil aus dem Atom« nicht ganz so hilflos ausgeliefert zu sein.

Ein Kapitel für sich: Hefe und Haut

Bei der äußerlichen Anwendung handelt es sich wohl um die älteste und traditionsreichste Form der Bierhefe-Behandlung. Bereits im »Papyrus Ebers« (siehe auch Seite 9) finden wir Hinweise auf Heilwirkungen der Bierhefe bei Wunden und Hautausschlägen. Anklänge an dieses alte Erfahrungswissen lassen sich auch bei Griechen (Dioskurides, Hippokrates) und Römern (Plinius) nachweisen; und der Bogen derartiger geschichtlicher Zeugnisse und Spuren spannt sich über die Wissensvermittlung arabischer Ärzte und die Mönchsmedizin des Mittelalters bis in die Neuzeit.

Diese Wertschätzung der Bierhefe unter »Eingeweihten« durch Jahrhunderte und Jahrtausende gründet darauf, daß gerade bei der äußerlichen Anwendung eines Heilmittels sehr schnell und eindeutig zwischen Erfolg und Mißerfolg einer Therapie unterschieden werden kann. Und bei der Bierhefe treffen gleich zwei Wirkungsmechanismen zusammen, die diese Substanz ganz »augenfällig« als effektiv erweisen, nämlich ihre gezielt auf das Hautmilieu einwirkenden Faktoren sowie ihre allgemein stoffwechselfördernden Wirkungen.

Da ist einmal ein Komplex hautfreundlicher Inhaltsstoffe, welcher von außen direkt auf die Verfassung von Haut und Wunden Einfluß nimmt. So wurde festgestellt, daß viele pathogene Keime (auch schädliche Hautpilze) in Kontakt mit Bierhefe zerstört oder in ihrem Wachstum gehemmt werden *(Fernbach, Okumuki, J. Schiller).* Diese nebenwirkungsfrei desinfizierenden Eigenschaften des Naturproduktes Bierhefe hat man — übrigens dabei einem von Hippokrates überlieferten Rezept folgend — mit Erfolg in der Gynäkologie bei Scheideninfektionen und Ausfluß eingesetzt *(Th. Landau).* Auch an der Universitäts-Frauenklinik München konnte die physiologisch-reinigende Wirkung einer cellulären Bierhefe-Salbe in jüngerer Zeit bestätigt werden *(Prof. Ries).*

Welche Vielfalt an Gesundheitswerten in der chemischen Miniatur-Werkstätte »Hefezelle« verborgen liegt, zeigt sich auch am Beispiel der Hämorrhoiden. Diese Erkrankung ist bei uns inzwischen zu einer Volkskrankheit geworden. Bewegungsarmut, allzureichliches Essen, Mangel an Ballaststoffen in der täglichen Kost und daraus resultierende Stuhlverstopfung wirken hier in unerfreulicher »Teamarbeit« zusammen. Das Resultat sind Krampfadern im Enddarm- und Analbereich, die teilweise zu erheblichen Beeinträchtigungen führen und sehr schmerzhaft sein können. Vor allem ein Punkt ist es, der den Patienten sehr zu schaffen macht: die erhöhte »Entzündungsbereitschaft« der betroffenen Gewebe.

Bisher leider nur den Fachleuten bekannt sein dürfte, daß eine der wirksamsten Abhilfen gegen solche belastenden Begleiterscheinungen in der Brauerei-Hefe enthalten ist. Diese Inhaltskomponente, wissenschaftlich »Haut-Respirations-Faktor« genannt, ist in der Lage, den Wundprozeß ganz außerordentlich zu beschleunigen, wie u. a. *Dr. Hermann Vogt* (Universität München) festgestellt hat. Dadurch kommt es zu einer »auffallend raschen Linderung der analen Symptomatik (Blutungen, Jucken, Nässe, Ekzeme, Fissuren, Abszesse usw.)«.

Solche Erkenntnisse der neueren dermatologischen Forschung machen deutlich, wie hoch die »Kompetenz« von Bierhefe zur Beseitigung von Hautstörungen einzuschätzen ist.

Als klassische Behandlungsfelder

ergeben sich aus diesen Befunden Hefe-Therapien bei

☐ Hautpilz-Infektionen (stark juckender Hautausschlag an feucht-warmen Hautpartien, z. B. zwischen den Zehen [Fußpilz], in den Achsel-höhlen, in der Leistenbeuge);

☐ Furunkulose (um sich greifende Entzündungen von Talg- oder Schweißdrüsen durch Staphylokok-ken-Befall);

☐ Ekzemen (juckende Entzündun-gen äußerer Hautschichten, oft ver-bunden mit Pilz oder Bakterien-infektionen).

In ähnlicher Weise empfiehlt sich eine Behandlung mit Bierhefe ganz allgemein bei den heute weitverbrei-teten Hautleiden wie z. B.

☐ Schuppenflechte (Psoriasis),

☐ Akne und unreiner Haut,

☐ schlecht heilende Wunden.

Dabei ist zu beachten, daß es sich bei der Haut um ein äußerst »erneue-rungsfreudiges« Organ handelt. In-nerhalb dieses Schutzmantels unse-res Leibes laufen — auch ohne schädigende Einwirkungen durch Verletzungen — permanent Repara-tur-und Neubildungsvorgänge ab. So werden sämtliche Zellen der Oberhaut im Laufe von nur 4 Wo-chen vollständig erneuert.

Hautgesundheit ist deshalb kein sta-tischer Zustand, sondern eingebun-den in ein System persönlicher Ge-sundheitspflege, innerhalb dessen eine vollwertige Ernährung — also

die Versorgung des Körpers mit den Elementen für die lebenserhalten-den Umwandlungsprozesse — eine ganz zentrale Rolle spielt.

Somit umfaßt das Spannungsfeld »Haut und Gesundheit« noch einen äußerst wichtigen zweiten Aspekt: Unsere Haut ist so etwas wie ein »Vorzeigeorgan« für die innere Ver-fassung unseres Körpers; ja dies geht so weit, daß unser äußeres Erschei-nungsbild sogar diagnostisch ausge-wertet werden kann, wie es im Alter-tum von den Ärzten ganz selbstver-ständlich praktiziert wurde. Auch und gerade heute weiß man, daß z. B. mit der

☐ Zuckerkrankheit und mit Bluter-krankungen ganz bestimmte Haut-veränderungen einhergehen (Entzündungen der Schleimhäute, Ekzembildung);

☐ Schwellungen der Augenlider können einen ersten Hinweis auf Nierenkrankheiten bilden;

☐ eine Gelbfärbung der Haut weist sehr deutlich auf Leberfunktions-störungen hin usw.

Umgekehrt spricht jedoch deshalb viel für die Auffassung, daß alles das, was unserer Haut nützt und sie in ei-nen funktionstüchtigen Zustand versetzt, auch unserer Gesundheit zuträglich sein muß.

Es fällt dabei ins Auge, daß gerade die Bierhefe eine Fülle solcher »hautwirksamen« Substanzen ent-hält, angefangen bei den B-Vitaminen, über das »Hautvitamin« H (Biotin), hochwertige Eiweißstoffe (speziell das Glutathion) bis zu ihrem Reichtum an Mineralstoffen und Spurenelementen (Substanzen, die auch im Stoffwechsel der Haut eine wichtige Stellung einnehmen). Bierhefe erweist sich unter diesem Gesichtspunkt als eine komplexe und hochwertige »Hautnahrung von innen«. Wie wichtig eine derartige spezifische »Nahrung« sein kann, erwies auf's neue der Ernährungsbericht 1984 (Deutsche Gesellschaft für Ernährung), wo festgestellt wurde, daß z. B. der Vitamin B_1-Verbrauch der Deutschen die »empfohlene Zufuhr« heute kaum mehr erreicht.

Nicht hoch genug einzuschätzen sind auch bedeutende »Nebeneffekte« im Zusammenhang mit der Einnahme von Bierhefe: Wie Untersuchungen ergeben haben, fördert Bierhefe durch ihr stoffwechsel-regulierendes Potential auch auf indirekte Weise eine gesunde Beschaffenheit der Haut, etwa durch die Erhaltung oder Wiederherstellung einer physiologisch erwünschten Darmflora.

Bei all diesen Überlegungen sollte man nie vergessen: Die Haut ist kein Organ, welches isoliert vom Gesamtorganismus des Menschen existiert, sie ist in hohem Maße ein Spiegel für seine innerste Verfassung (und zwar von Seele und Körper). Die deutlich erkennbaren Heilungsvorgänge, die Verbesserungen von Erscheinungsbild und Widerstandsfähigkeit der Haut bei der Anwendung von Bierhefe (als Salbe äußerlich angewendet oder innerlich in cellulär-flüssiger Form) sind vor diesem Hintergrund keine »kosmetischen« Effekte, sie sind vielmehr ein Ausdruck für die Gesundung der »Ganzheit Mensch«.

Bierhefe — Problemlöser bei Verdauungsstörungen

Fast 100 Jahre ist es her, daß Europa zum ersten Mal von einer Art »Diät-Fieber« (viele weitere solche Modeerscheinungen sollten noch folgen) ergriffen wurde. Gegenstand der Bewunderung war ein Winzling namens »Bazillus bulgaricus«, und sein Propagandist war einer jener vielen rätselhaften Männer aus den Weiten des russischen Reiches: Ilja Metschnikow, Biologe und selbsternannter Ernährungsrevolutionär. Worum ging es?

Ein Schreckgespenst machte damals die Runde, das in Worte gefaßt lautet: »Der Tod sitzt im Darm!« — Und so ganz unrecht hatte man mit dem Kassandraruf gewiß nicht. Denn es war nicht von der Hand zu weisen, daß es sich beim Verdauungssystem um einen potentiell durchaus bedrohlichen Störfaktor handelte (Stichwort: »Selbstvergiftung aus dem Darm«), und man lernte allmählich verstehen, welche Rolle »gute« und »böse« bakterielle Darmbewohner dabei spielen konnten.

Yoghurt und der darin enthaltene »bulgarische Bazillus«, so wähnte Metschnikow, konnten einer schädlichen Wendung auf diesem Sektor abhelfen. Dadurch —und dies war der sensationelle Gehalt der Botschaft — sollte es möglich sein, die Lebenserwartung des Menschen dramatisch zu erhöhen: die Legende von den sauermilchtrinkenden Langlebern aus den unzugänglichen Bergschluchten des Balkans war geboren.

Metschnikow wurde in vielen Einzelfragen inzwischen widerlegt, und man kann heute über die ganze Aufregung lächeln. Und doch verbarg sich dahinter ein wahrer Kern.

Machen wir einen Zeitsprung ins Jahr 1991: An der Karlsuniversität in Prag verabreicht man Patienten täglich über einen Zeitraum von einem Monat etwa 0,2 Liter eines Sauermilchgetränks. Das in der Fachzeitschrift *Nutrition* veröffentlichte Ergebnis: diese Maßnahme hat das Darmmilieu entscheidend zum Besseren verschoben, und zwar zugunsten der (erwünschten) Milchsäurebakterien.

Bemerkenswert ist diese Beobachtung deshalb, weil man in Fachkreisen immer noch der Meinung ist, daß über die Ernährung allein auf die Bakterienbesiedelung des Verdauungstraktes schwerlich Einfluß zu nehmen sei – ein Standpunkt, der allerdings als überholt bezeichnet werden muß.

Denn wie man bereits seit längerem weiß, haben die »guten« Darmkeime wichtige Förderer, mit denen sie quasi Hand in Hand arbeiten: die Hefe und ihre Inhaltsstoffe.

Aus zahlreichen Beobachtungen weiß man beispielsweise, daß – in diesem Falle lebende – Hefezellen in der Lage sind, krankmachende Coli-Bakterien im Darm geradezu »einzufangen« (Prof. Dr. B. Gedeck), und sie übertreffen dabei noch die eigentlichen Hygiene-Spezialisten, also die Milchsäurebakterien. Man hat sich diese Eigenschaft der Hefe in Medikamenten zunutze gemacht, die sich als wertvolle Hilfe gegen Durchfallerkrankungen erweisen.

Wichtiger für eine gesunde Lebenspraxis sind jedoch andere Komponenten der ausgesprochenen »Affinität zwischen Hefe und Milchsäurebakterien«. Diese besondere Nähe ist wörtlich zu verstehen: denn beide Mikroorganismen wirken bei vielen natürlichen Prozessen – bei Gärvorgängen und Fermentationen – Seite an Seite, so z.B. bei der Kefir-Bereitung, während der nicht nur die Milch gesäuert wird, sondern auch Alkohol entsteht.

Obwohl sie für die Milchsäurebakterien oftmals also eine Art Kollegin ist, wird die Hefe jedoch so richtig interessant erst nach ihrem Ableben, dann nämlich, wenn sie ihren vormals geradezu verbissen zusammengerafften Reichtum an Wuchsstoffen freizusetzen gezwungen ist.

Hier haben wir es mit einer Erscheinung zu tun, die gewissermaßen in die Forschungsgeschichte eingegangen ist. Denn der große Chemiker und Mikrobenjäger *Louis Pasteur* war es, der die Bedeutung der Milchsäurebakterien erkannte; und um die zahlreichen Zellkulturen, die er für seine Versuche benötigte, heranzuziehen und zu vermehren, kannte er keinen besseren Nährboden als seine berühmt gewordenen und vielfach kopierte »Hefebouillon«.

Eine derartige Begünstigung nützlicher Keime – Milchsäurebakterien machen in günstigen Fällen immerhin 50% der Darmflora aus – konnte später vielfach bestätigt werden. Hervorgehoben wurde dabei immer wieder genau diese regulierende Wirkung auf die Besiedelung des Verdauungstraktes mit Bakterien, etwa von

Forschern wie *Klingmüller* oder *Schweiger.* Vielfach ergab sich in diesem Zusammenhang bei Bierhefe-Gaben eine merkliche Entgiftung im Darmbereich (*Prof. Erwin Becher*), Beobachtungen, die von *W. Freund* und *K. Martens* gestützt wurden, die das Auftreten »abartiger Colikeimen« erfolgreich mit Hefe bekämpften.

Eben dieser »Ball«, den die Wissenschaft also bereits früh ins Spiel gebracht hatte, wird heute mit geschärftem Interesse und verfeinerten Untersuchungsmethoden wieder aufgenommen, und man steht nun einer solchen »Regulierung der Darmflora über die Nahrung« (Prof. Gedeck) und ihren Möglichkeiten für die Gesunderhaltung wieder aufgeschlossener gegenüber.

Fassen wir also zusammen:
Wenn auch die Vorstellung von der »Selbstvergiftung aus dem Darm« (Intestinale Autointoxikation) immer noch umstritten ist, so steht doch fest, daß das »Glück« einer intakten Verdauung in den Wohlstandsländern zur Ausnahme geworden ist und daß sich im Darm Vorgänge abspielen, die zur erheblichen Bürde für unser Wohlergehen werden. Wir sollten nicht vergessen, daß z. B. zahlreiche Forschungen zu den Ballaststoffen gezeigt haben, daß beim Fehlen solcher Quellsubstanzen in der Nahrung giftige Stoffwechselzwischenprodukte freigesetzt werden. Viele weitere Zivilisationseinflüsse wie etwa Bewegungsmangel, Fehlernährung oder Arzneimittelmißbrauch (z. B. sorgloser Antibiotika-Einsatz) haben zur Folge, daß sich die Bakterien-Besiedelung des Darms verschiebt, und zwar immer zur Risikoseite hin. So erhöht ein hoher Anteil an sog. Clostridien und Enterokokken nach Auffassung zahlreicher Fachleute die Krebsneigung deutlich *(F. M. Dieckmann).*

Jedes Mittel, auf diesem Sektor natürliche Verhältnisse (wieder) einkehren zu lassen, sollten wir deshalb nutzen. Der Einbezug von Bierhefe in die (tägliche) Ernährung gehört zu den ganz wenigen spezifischen und gezielten Kunstgriffen, mit denen wir im positiven Sinne auf die Darmmikroflora und damit auf praktisch alle Quellen für die so peinigenden Verdauungsstörungen mit einfachsten Mitteln Einfluß nehmen können.

Lesetips für Gesundheitsbewußte

Wegweiser zur Naturmedizin

Es besteht kein Zweifel: die Naturmedizin wird ständig beliebter. »Sanfte« Heilweisen sind angesagt als Antwort auf die »bitteren Pillen« einer risikobehafteten und hochtechnisierten Medizin.

Für den Patienten, der diese sanften Wege beschreiten möchte, stellen sich jedoch viele Fragen: Wie finde ich in meiner Nähe einen Naturarzt? Was steckt hinter bestimmten Begriffen wie »Ayurvedische Medizin«, »HOT« oder »SMT«? Wo gibt es Vereine, in denen ich mich gegebenenfalls mit Gleichgesinnten in gesunder Lebensweise üben kann?

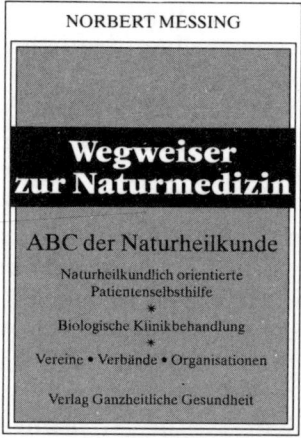

Eine praktische Orientierungshilfe bei allen diesen Problemen gibt das Verlagswerk **»Wegweiser zur Naturmedizin«** (Verlag Ganzheitliche Gesundheit). Der WEGWEISER enthält eine umfangreiche Anschriftenliste zur Selbsthilfe bei Zivilisationsleiden. In einem »ABC der natürlichen Heilweisen« werden die erfolgreichsten Bio-Therapien vorgestellt. Hinzu kommt

ein Kapitel zur naturheilkundlichen Klinikbehandlung einschließlich einer Liste von mehr als 30 Spezialkliniken. Abgerundet wird der WEGWEISER mit einer Übersicht darüber, was sich auf der »Szene« gegenwärtig tut, also mit Kurzporträts einzelner Vereine und Initiativen.

(160 Seiten, DM 16,-. Erhältlich bei: VGG, Postfach 12 17, W-7525 Bad Schönborn.)

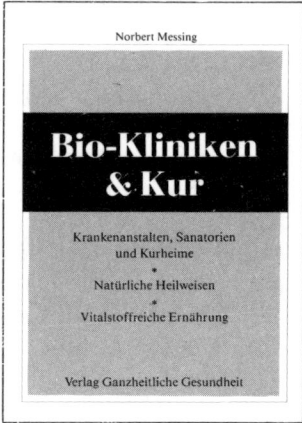

Im Falle daß ein Leiden bereits weit fortgeschritten ist und einer intensiveren, möglicherweise stationären Behandlung bedarf, bietet das neue Buch **»Biokliniken & Kur«** (Verlag Ganzheitliche Gesundheit) konkrete Hilfe. In diesem Patientenratgeber werden annähernd 500 Häuser (von Krankenhäusern über Spezialkliniken, Sanatorien bis Kurheimen) vorgestellt, jeweils unter Angabe der Heilanzeigen, des naturheilkundlichen Therapiekonzeptes sowie der angebotenen Kostformen (Spezialdiäten, vegetarische Ernährung, Vollwertkost). Ein angefügtes »Lexikon naturheilkundlicher Fachbegriffe« erläutert dabei die angesprochenen Besonderheiten (z.B. »Dauerbrause«, »Zytoplasmatische Therapie«). In einem einführenden

– Neue Postleitzahl ab 1.7.1993: D-76663 –

Kapitel kommt darüber hinaus das Problem der Kostenerstattung für biologische Behandlungsweisen und Kuren zur Sprache.
(192 Seiten, DM 22,-. ˙Erhältlich bei: VGG, Postfach 12 17, W-7525 Bad Schönborn.)

Neue Erkenntnisse zu einer alten Volksarznei

Im Gefolge der Ereignisse um Tschernobyl war es vielerorts zu lesen: Brauereihefe kann als Beigabe zur täglichen Kost mit dazu beitragen, Strahlenschäden möglichst geringzuhalten. Sie vermag dies dadurch, daß sie dem Zellstoffwechsel eine Vielzahl wichtiger Baustoffe zur Reparatur des »biochemischen Unheils« aus der Pandorabüchse zerfallender Atome bereitstellt.
Bierhefe leistet jedoch noch weit mehr für unsere Gesundheit. Viele Experten halten diese Natursubstanz mit ihrem Vitamin- und Enzymreichtum beispielsweise für eine wirksame Waffe im Kampf gegen das brisante Problem der »Hirnleistungsstörungen im Alter«, Erkrankungen, die heute meist im Zusammenhang mit der gefürchteten Alzheimerschen Krankheit diskutiert werden.
Solche neuen, hochaktuellen Erkenntnisse über die alte Volksarznei Bierhefe enthält die bereits in vierter Auflage vorliegende Schrift »Heilen mit Bierhefe« von Norbert Messing (Verlag Ganzheitliche Gesundheit). Hier wird in leicht lesbaren Kurzdarstellungen das Porträt einer faszinierenden Natursubstanz gezeichnet, und es wird verständlich gemacht, weshalb dem »Wundernährmittel Bierhefe«, das man einmal als »größte Entdeckung auf dem Gebiete der Ernährung« bezeichnete, in der Ernährungsmedizin so vielfältige heilende Wirkungen zugeschrieben werden, und zwar so verschiedenartigen Leiden wie Herz- und Gefäßkrankheiten, Leberstörungen, Diabetes und Krebs.

(64 Seiten, zahlreiche Abbildungen, DM 15,-. Erhältlich bei: VGG, Postfach 12 17, W-7525 Bad Schönborn.)

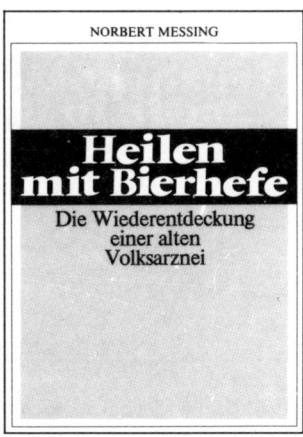

NORBERT MESSING

Heilen mit Bierhefe
Die Wiederentdeckung einer alten Volksarznei

Gesundheit ist möglich

In Abwandlung eines berühmten Wortes könnte man sagen: Gesunde Ernährung ist nicht alles – ohne gesunde Ernährung ist jedoch alles nichts. Oder, wie es der bekannte Mediziner K. H. Bauer formulierte: »Die Lebensmittel sind Hebelarme zum Guten oder zum Schlechten.«
Wie wir diesen äußerst wirkungsvollen Hebelarm zum Guten umstellen können, erfahren Sie in der »Praktischen Ernährungsmedizin bei Arteriosklerose, Diabetes und anderen Zivilisationsleiden« von Norbert Messing. Das nun bereits in 4. Auflage vorliegende Buch beschreibt bedeutsame und hoffnungsvoll stimmende Erkenntnisse der medizinischen Ernährungsforschung. Denn es gibt seit langem Beweise dafür, daß sowohl Herzinfarkt und Arteriosklerose, Krebs, Stoffwechselleiden oder sog. Alterserscheinungen durch hochwertige natürliche Nahrungssubstanzen vermieden, beein-

– Neue Postleitzahl ab 1.7.1993: D-76663 –

flußt und teilweise sogar geheilt werden können.

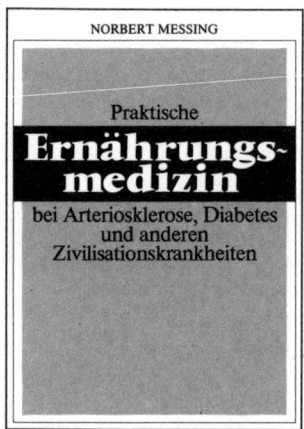

NORBERT MESSING

Praktische

Ernährungs-medizin

bei Arteriosklerose, Diabetes und anderen Zivilisationskrankheiten

Die **»Praktische Ernährungsmedizin«** verbindet diese wichtigen Einsichten mit einer aktuellen Forschungsübersicht zu den großen Zivilisationsleiden unserer Zeit. (88 Seiten, DM 16,50. Erhältlich bei: VGG, Postfach 12 17, W-7525 Bad Schönborn.)

Gesundheit in »eigener Regie«

Immer mehr Menschen wollen ihres Glückes und ihrer Gesundheit »eigener Schmied« sein und sich nicht länger einer anonymen, hochtechnisierten Gesundheitsmaschinerie anvertrauen. Aktiv werden, informiert sein – heißt die Devise. Oft bringt der Kontakt mit Gleichgesinnten langfristig mehr Hilfe als der Rat überlasteter Spezialisten.

Für viele Menschen wurden solche Kontakte schon zu Eckpfeilern eines selbstbewußteren, selbstbestimmten Umganges mit körperlichen oder seelischen Leiden. Eine umfassende Darstellung von diesen zumeist am Selbsthilfegedanken orientierten Initiativen und Vereinen, von Behörden, Info- und Auskunftsstellen für den

mündigen Patienten, vermittelt die Neuerscheinung »Das Gesundheits-Adreßbuch«. Hier werden eine Fülle hilfreicher Tips und Informationen aus allen wichtigen Gesundheitsbereichen weitergegeben (z.B. Verbraucherschutz, Naturheilkunde, Ernährung, Aids, Krebs, Umwelt und Gesundheit, Rheuma, Radioaktivität, Gentechnologie, Patientenschutz, Allergien, Verdauungsleiden und vieles andere mehr).

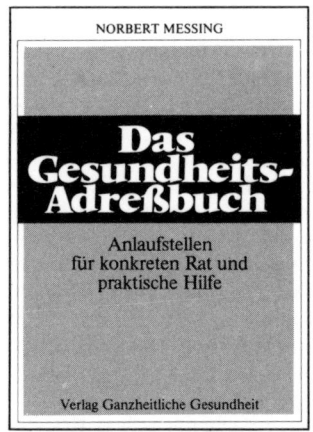

NORBERT MESSING

Das Gesundheits-Adreßbuch

Anlaufstellen für konkreten Rat und praktische Hilfe

Verlag Ganzheitliche Gesundheit

Das **»Gesundheits-Adreßbuch«** erweist sich dadurch in allen Lebenslagen immer wieder als unentbehrliches und nützliches Nachschlagewerk – und als eines der sinnvollsten und »gesündesten« Geschenke, das man sich nur denken kann! (128 Seiten, DM 14,80. Erhältlich bei: VGG, Postfach 12 17, W-7527 Bad Schönborn.)

Handbuch für Bio-Urlauber

Wer auch im Urlaub nicht auf gesunde Ernährung verzichten will, für den gibt es einen informativen »alternativen« Reiseführer«, nämlich das **»Handbuch für den gesunden Urlaub«. «**. Vollwertig speisen auf Reisen.

– Neue Postleitzahl ab 1.7.1993: D-76663 –

Das Buch enthält eine umfassende Zusammenstellung von rund 600 Urlaubsmöglichkeiten mit Vollwertkost oder vegetarischer Ernährung in Deutschland, Österreich und der Schweiz. Ein eigenes Kapitel befaßt sich mit den Möglichkeiten einer bewußten Urlaubsgestaltung (Seminare zu Umweltwissen, Ernährung, Naturheilkunde, Persönlichkeitsbildung), und eingeleitet wird das Handbuch mit einer übersichtlichen Darstellung der verschiedenen alternativen Kostformen (von Bircher-Benner bis Waerland).

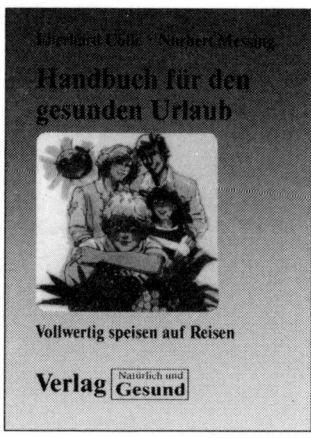

(176 Seiten, DM 15,-. Erhältlich bei: VGG, Postfach 12 17, W-7525 Bad Schönborn.)

Konkrete Krebshilfe

Was ist Krebs? Trotz weltweiter intensiver Forschung ist es bis heute nicht möglich, darauf eine befriedigende Antwort zu geben und dies, obgleich der Krankheitsbegriff nun schon etwa 2 500 Jahre alt ist. Dennoch ist die medizinische Wissenschaft natürlich dem Problem nähergerückt. Und es gibt eine Fülle von Erkenntnissen, wie dem Leiden erfolgversprechend vorgebeugt und das Los der Er-

krankten wirksamer gelindert werden kann. Hier sind es vor allem die biologischen Therapien, die optimistisch machen. Einen allgemeinverständlichen und prägnanten Überblick über diese neuesten Entwicklungen gibt das Buch »Konkrete Krebshilfe« des Kemptener Gynäkologen und Medizinpublizisten Dr. med. Günter Link. Neben vielen anderen Gesichtspunkten (z.B. Krebsentstehung, Früherkennung) geht es hier vor allem um die unterstützenden Maßnahmen, die der Krebsheilung förderlich sein können, so z.B. eine »Stoffwechselaktive Kost« (nach Prof. J. Ries und Dr. Anemueller) in Verbindung mit wirkstoffreicher flüssiger Brauereihefe oder der Anthroposophischen Misteltherapie.

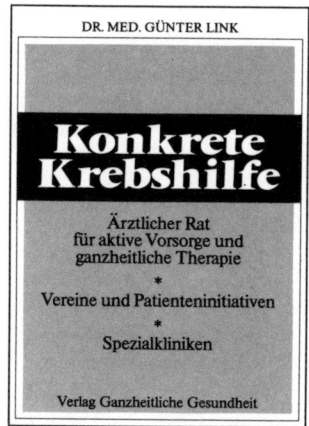

Sehr hilfreich ist auch der Anschriftenteil des Buches. Hier werden ausführlichst wissenschaftliche Gesellschaften und Selbsthilfegruppen vorgestellt, die allen Betroffenen und deren Angehörigen mit Rat und Tat zur Seite stehen.
Der Klinikenteil des Buches schließlich bietet die bisher wohl umfassendste Zusammenstellung von Therapiestätten zur Behandlung der Tumorleiden überhaupt.

(48 Seiten, DM 10,-. Erhältlich bei: VGG, Postfach 12 17, W-7525 Bad Schönborn.)

Neu!
Ein Leitfaden zur Stärkung der Geisteskräfte

Der bekannte Ganzheitsmediziner und Ernährungsspezialist Dr. med. W. Schultz-Friese macht in diesem neuen Ratgeber auf ganz erstaunliche wissenschaftliche Entdeckungen aufmerksam, die beweisen, daß ein jeder von uns Gedächtnis, Konzentrationsfähigkeit und Intelligenz bis ins hohe Alter frisch erhalten kann.

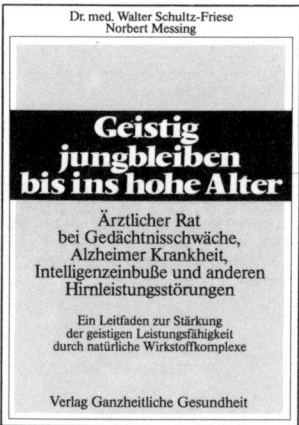

Das Geheimnis einer solchen »ewigen geistigen Jugend« offenbart sich dabei darin, unserem Gehirn lebenslang die »richtige Nahrung« zuzuführen, wobei sich natürliche Wirkstoffkomplexe (und hier vor allem die Bierhefe) als Lebenselixiere für unser Nervensystem erweisen. (Dr.med. W. Schultz-Friese / N. Messing: »Geistig jungbleiben bis ins hohe Alter«. 88 Seiten, DM 16,50, zu beziehen über den Verlag Ganzheitliche Gesundheit, Postfach 12 17, W-7525 Bad Schönborn.)

Paradiesisch gesund ..

Die Neuerscheinung »Die Salem-Medizin« offenbart für den Laien und Betroffenen ein wohldurchdachtes Konzept zur Eroberung der Gesundheit, und zwar über das ganzheitliche Verständnis von Krankheit und Heil-Werdung im Einklang mit den Forderungen von Natur, Lebensordnung und dem göttlichen Gesetz. Mittel sind hierfür eine innere und äußere Umkehr (Gesundheit als Lebenskunst) und das Instrumentarium der modernen Naturheilkunde und Ernährungsmedizin.

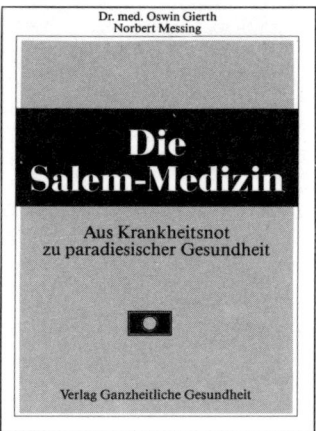

Nur der aktive Mensch wird das Leiden überwinden. Nicht Pillen sind es, die uns gesund machen. Was heilt, ist das Wirken der Natur in uns. Diesem Wirken müssen wir die Bahn brechen!
(64 Seiten, DM 12,-. Erhältlich bei: VGG, Postfach 12 17, W-7525 Bad Schönborn.)

Fleisch – wirklich »ein Stück Lebenskraft« ?

Nie zuvor in der Menschheitsgeschichte wurde so viel Fleisch verzehrt wie in unseren Tagen.
* Sind jedoch tierische Nahrungsmittel

dem Menschen wirklich zuträglich und angemessen?
* Welche Konsequenzen ergeben sich in ethischer Hinicht, im Hinblick auf industrielle Produktion und Massentierhaltung?

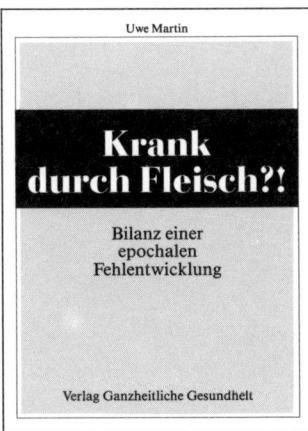

Uwe Martin

Krank durch Fleisch?!

Bilanz einer epochalen Fehlentwicklung

Verlag Ganzheitliche Gesundheit

Auf all diese hochaktuellen Aspekte geht die neue Schrift »**Krank durch Fleisch?!**« ein. Darüber hinaus enthält das Buch einen ausführlichen Anschriftenanhang (Behörden, Initiativen, Verbraucherschutz) – eine Fundgrube für all jene also, die Fleisch(produkte) aus der Speisekammer (weitgehend) verbannen möchten.(48 Seiten, DM 10,-. Erhältlich bei: VGG, Postfach 12 17, W-7525 Bad Schönborn.)

Fastenführer für Urlaub und Kur
Heilfasten wird immer beliebter. Mehr und mehr Menschen vertrauen diesem »Jungbrunnen« für Körper, Seele und Geist. Natürlich geht es dabei oft darum, überflüssige Pfunde loszuwerden. Darüber hinaus hat man jedoch auch festgestellt, daß das Fasten bei vielen Krankheiten (u.a. Rheuma, Herz und Kreislauf, Stoffwechsel, Haut) helfen kann und sich besonders im Hinblick auf eine vorbeugende Ge-

sundheitspflege bewährt.Wegen seiner tiefgreifenden Wirkungen wurde das Heilfasten deshalb auch als »Operation ohne Messer« bezeichnet – ein Hinweis darauf, daß man nach Möglichkeit nur unter fachkundiger Anleitung eines erfahrenen Spezialisten den bewußten Nahrungsverzicht durchführen und nicht unkontrolliert »drauflosfasten« sollte.
Wer deshalb nach Möglichkeiten sucht, sachverständig betreut und in Gemeinschaft zu fasten, dem steht nunmehr mit der Neuerscheinung »**Ratgeber Fastenkuren**« von Dr. med. Marlis Armbrüster ein praxisorientierter Wegweiser zur Verfügung.

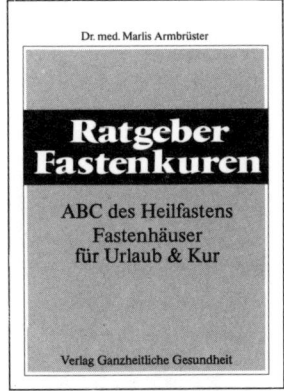

Dr. med. Marlis Armbrüster

Ratgeber Fastenkuren

ABC des Heilfastens
Fastenhäuser
für Urlaub & Kur

Verlag Ganzheitliche Gesundheit

Das Buch enthält ein übersichtliches »ABC des Heilfastens« mit zahlreichen wertvollen Hinweisen (Fasten nach Buchinger, Mayr, Breuß u.a.).
In dieser Form einmalig ist die ausführliche Vorstellung zahlreicher Fastenhäuser des ganzen deutschsprachigen Raumes in Wort und Bild, wobei unter Reiseveranstaltern, Urlaubspensionen, Hotels, Kurhäusern, Sanatorien und Kliniken gewählt werden kann. Das Buch erweist sich damit als ein übersichtlicher, umfassender Ratge-

– Neue Postleitzahl ab 1.7.1993: D-76663 –

ber für alle, die ohne Risiko entschlacken oder abnehmen und Gewinn aus dem Verzicht erfahren wollen.(64 Seiten, DM 12,-. Erhältlich bei: VGG, Postfach 12 17, W-7525 Bad Schönborn.)

Selbsthilfe bei Schmerz!

Zilgrei ist ein relativ junges, ganzheitliches Heilsystem bei Schmerzleiden. Es bewährt sich vor allem im Falle von Erkrankungen des Bewegungsapparates (Rheuma, Arthrose, Bandscheiben, Rückenschmerzen) und Verspannungen aller Art (Schulter- und Nackensteife, Kopfschmerz, Migräne, Obstipation).
Die Behandlung besteht in einer Kombination von
☐ therapeutischer Bewegung und
☐ Tiefenatmung.

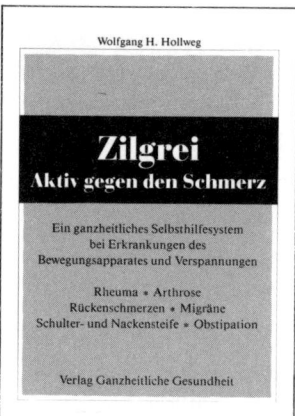

scheinung **»Zilgrei – Aktiv gegen den Schmerz«** des erfahrenen Zilgrei-Spezialisten Wolfgang H. Hollweg. Das Buch enthält auch einen Anleitungsteil mit zahlreichen Fotos.(64 Seiten, DM 12,-. Erhältlich bei: VGG, Postfach 12 17, W-7525 Bad Schönborn.)

Dadurch kann man erreichen, daß die schmerzenden Gewebe oder Gelenke entlastet und gleichzeitig die Stoffaustauschprozesse angeregt werden, was beispielsweise auch die Entgiftung fördert und so ursächliche Heilungsvorgänge in die Wege leitet.Wie dieses neue Selbsthilfe-System genutzt werden kann, zeigt die Neuer-

– Neue Postleitzahl ab 1.7.1993: D-76663 –

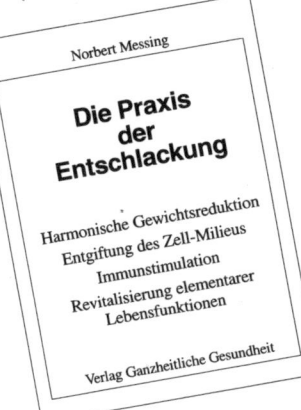
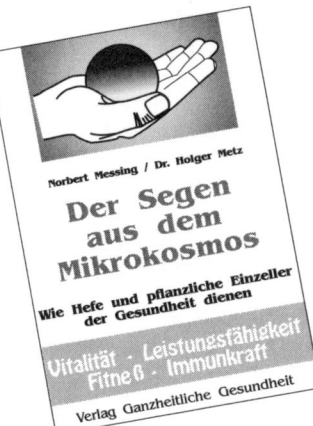

NEU

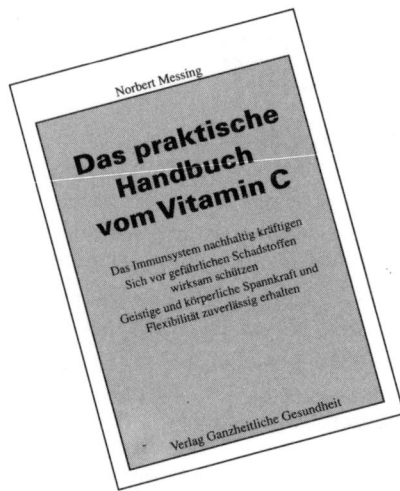

Das Handbuch vom Vitamin C

Von Kindesbeinen an erfahren wir, daß Vitamin C »gesund« ist. Und doch: Große Teile unserer Bevölkerung leben am Rande des Mangels und geraten sogar, mit fortschreitendem Lebensalter, in Wirkstoff-Not.
Und selbst wer sich durch Obst und Südfrüchte ausreichend versorgt glaubt, nützt diese Schlüsselsubstanz unseres Stoffwechsels nur zu Bruchteilen. Alles spricht nämlich dafür, daß jedes Mehr an Ascorbinsäure ein Plus an Lebensqualität bringt und uns jung erhält.
Das praktische »Handbuch vom Vitamin C« zeigt Ihnen, wie Sie die geradezu wundersame dreifache Wirkung des Stoffes konkret und sofort für Ihr Wohlergehen nutzen können, wie Sie nämlich
■ Ihr Immunsystem nachhaltig kräftigen (z. B. gegen innere Feinde wie Krebszellen oder äußere Eindringlinge wie Bakterien oder Viren),
■ sich vor gefährlichen Schadstoffen schützen und
■ jugendliche Frische auch in späteren Lebensjahren bewahren und Ihre geistige und körperliche Spannkraft und Flexibilität zuverlässig erhalten können.
1. Auflage, 76 Seiten, DM 14,—

NEU

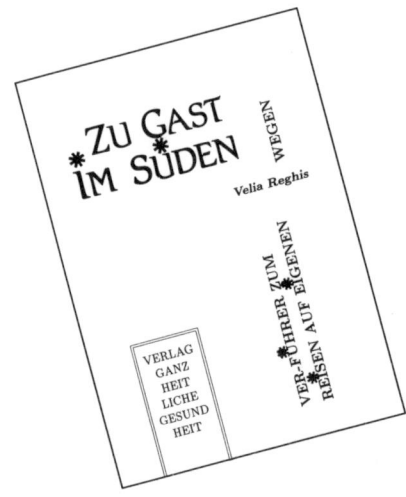

Zu Gast im Süden!

Die beste Zeit, um etwas »für sich«, für das eigene Wohlergehen zu tun, ist der Urlaub.
Viele überraschende »Geheimtips« und attraktive Alternativen zum üblichen Urlaubs-Einerlei hält der soeben erschienene Reiseführer bereit, nämlich
■ Bio-Urlaubs-Adressen in Italien, Spanien, Portugal, Frankreich, Griechenland, Malta.
■ Fast ein halbes Tausend Anlaufstellen, ausführlich beschrieben, erwartet den Leser dieser ungewöhnlichen Neuerscheinung, und zwar
■ Urlaub mit vegetarischer Vollwertkost, Heilanwendungen und Kur, Fitneß und Regeneration, Fasten, Selbsterfahrung und Yoga...
■ Dazu gibt es Anschriften für Kreativ-Urlaub (Kunst, Musik, Hobby, Sprachen) und Alternativ-Ferien (Bauernhöfe, Umweltschutz) und vieles andere mehr!
1. Auflage, 308 Seiten, DM 29,80